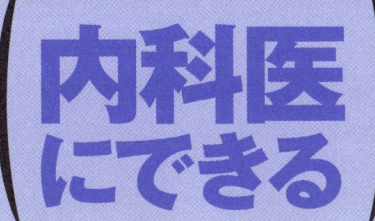

【監修】**日野原重明**
聖路加国際病院名誉理事長

【著】**堀田眞理**
政策研究大学院大学
保健管理センター教授

# 摂食障害の診断と治療

三輪書店

# 監修者 序

　著者の堀田眞理医師は，長崎大学を卒業し，私が長年参与をしてきた佐賀医科大学で病理学の研究後上京して，東京女子医科大学の鎮目和夫教授，出村博教授，高野加寿恵教授の下で内分泌学を研修された．また，現日本医科大学芝崎保教授の指導のもと，動物実験によるストレスと生体反応の神経内分泌学的研究を行いつつ，神経性食欲不振症や神経性過食症の症例を数多く担当し，著者による全人的な対応の効果が注目されるに至り，東京における精神神経センターや消化器内科や心療内科での専門施設で取り扱い困難な症例の紹介を受け，著者はこれまでに 600 症例の経験を重ねてこられた．佐賀医科大学は開学以来，私の勧めもあって，古川学長の優れた行動力のために，日本の医学校の中での最初の内科総合臨床科を開設し，プライマリケア医の研修を行って今日に至っている．

　著者はそのような経歴の中に臨床医学の経験を重ね，さらにそれを基礎づけるサイエンスを修め，今日いまや，日本では最も多数の上記疾患の症例をもつプライマリー・ケア・フィジッシャンと言えると思う．

　著者の説くように，このような疾患患者の家族による最初の相談を受けた内科医が，必ず治療に成功する全人的医学を理解しておれば，たらいまわしをして，一般病院，または消化器専門病院，あるいは精神神経科病院に長期入院させる不幸が避けられるものと思う．

　著者によると，この疾患をもつ患者の 70％はまず開業医や病院の内科外来を訪れるという．また，学生や職場で働く若い女子が病む場合は学校医や学校保健婦，また職場の産業医が最初の相談を受けることになる．

　これらの医師が本疾患の直接・間接の発症原因を正しく把握し，患者との間によいコミュニケーションを保って指導すれば，生命の危険を招く重症な姿で救急入院することを免れると思う．私は，循環器・心療内科専門医としての 64 年間の長い臨床医の経歴をもつが，本疾患の症例の多くは心療内科で扱われてきた．

　過去 3 年前からは聖路加国際病院でこのような病人を音楽療法士のもとで音楽療法を試みて成果が得られている印象をもつ．その患者が幼いころから妹に比べての母親から受ける愛情の欠損が誘因となり，高度の神経性食欲不振症を

招いた例を取り扱った．この病歴と家庭環境は，音楽療法士が心よい音楽を共に聞くムードの中で巧みに捉えられたのである．心療内科医と病棟医と音楽療法士とのチームワークによってこの症例は治癒をもたらせることができた．

　本著は，まず第一章の冒頭から外来を訪れた患者の中に，専門家による治療を要する患者が少ないことを読者に教えている．私は，本書のゲラ刷を引き込まれたようにして一気に読んだが，一般内科医がまず，この書から確かな知識を得て，心療内科医や，必要があれば，これに精神科医も加わり，全人的な医療を行うことが必要だと思う．

　本症には若い女子が多くかかるだけに，ぜひ学校医，学校看護婦，産業医，そして開業医，または専門医に一読されることをお勧めする．また，病院の内科医が，幅広くプライマリ・ケアの知識と技術をもってこのような患者やその家族に接することをお勧めする．このような病人の治療には内科全書はあまり役立たない．このような全人的医療の専門書により，自分が，主治医となれるかどうかを考え，それが困難と思えば，著者のような専門医に紹介されることをお勧めする．

2001年6月

聖路加国際病院　名誉理事長<br>日 野 原　重　明

内科医にできる
摂食障害の診断と治療　　　　　目次

# 目次

監修者序 ——————————————————————— iii

はじめに ——————————————————————— 1

## I章　神経性食欲不振症の患者を診る ——————— 3
　　　——内科医が行うプライマリーケアー

### 1．内科外来にあふれる患者 ——————————————— 4
　(1)患者の70％はまず一般内科を受診　4
　(2)外来にこんな患者が訪れたら　5
　　　症例
　(3)身体的に危険な時期は内科的治療が主役　9

### 2．診断に必要なこと ——————————————————— 11
　(1)何があれば神経性食欲不振症と診断できるのか　11
　(2)神経性過食症とどう違う　14
　(3)こんな身体症状があれば要注意　14
　(4)やせに隠れた本当の意図　16
　　　1．やせを選ぶ理由　16
　　　2．患者の本当のこころ　20
　　　3．患者の中にいる二人の自分　21
　(5)やせから起こる精神症状と行動異常　22
　　　1．飢餓の及ぼす影響　23
　　　2．過食のメカニズム——飢餓の反動としての過食　24
　　　3．ゆれ動く気分——認識のずれと行動　25
　　　4．やせを維持するための過活動　26
　　　5．深まる孤立感のなかで　26

## 3. 検査における異常値のみかた ──────── 28

### (1) 一般検査での注意点　28

### (2) 1つではない高アミラーゼ血症の原因　36
1. 過食や嘔吐に伴う唾液腺由来のもの　36
2. 経口摂取量の急激な増加や過食による再栄養補給性膵臓炎　37
3. 上腸間膜動脈症候群に併発した急性膵炎　37
4. やせに伴う高アミラーゼ血症　37

### (3) 内分泌学的検査でみられる異常　38
1. 成長ホルモン系の異常　39
2. TSH系の異常　42
3. プロラクチン系の異常　43
4. ACTH系の異常　43
5. ゴナドトロピン系の異常　46
6. 内分泌機能の回復にはずれがある　49

### (4) 神経性食欲不振症に合併した骨粗鬆症　50

### (5) その他の異常　55

### (6) 緊急治療を必要とした合併症例　57
　症例

## 4. 診断と判定のポイント ──────── 64

### (1) 鑑別診断を要する疾患　64
1. クローン病　64
　症例
2. 視床下部腫瘍　65
　症例
3. 甲状腺機能亢進症　66
　症例

### (2) 重症度の判定の目安はまず体重　66

### (3) 早期入院治療の必要性の有無──危機介入すべきとき　68

### (4) 初診時に精神科への紹介が必要な症例　69

# 目次

## II章　発病の背景を理解する —————————— 71

### 1. 発病の要因ときっかけ —————————— 72

#### (1) 重なり合う要因（準備因子）　72
1. 遺伝的な素因　72
2. 特徴的な性格傾向　73
3. 文化と学業の影響　74
   - ① 17世紀に早くも記録
   - ② 欧米では1970年代から
   - ③ ボディイメージの先行する現代社会
   - ④ 学業からくるストレス
4. 家庭と家族のありよう　76
   - ① 心身症家族という素地
   - ② 最近の家庭事情

#### (2) ダイエットは原因ではない　79
1. ダイエットは初発症状　79
2. 発病のきっかけはささいで思いがけないこと　80
3. 発病が女性に多いのはなぜ？　83

### 2. 精神病理
―― 得るものを得，乗り越えるべきものを乗り越えられない ―― 85

1. 思春期後期から青春期のテーマをクリアできない　85
2. 発達の未熟さが問題をする替える　86
3. 十分甘えられず，うまく自立できない　87
4. 身についていないコーピング・スキル　87
5. 認知に大きな偏りがある　88

## III章　内科医が行う治療 —————————— 91

### 1. 治療のストラテジー —————————— 92
1. 治したい気持ちをもたせる　93
2. 当面の患者のストレスを除去する　94

3．安心して療養できる環境をつくる　94
　　　4．コーピング・スキルを向上させる　94

## 2．心理的なサポートのしかた ―――― 96
### (1)治療者と患者の基本的関係　96
　　　1．治療者はあくまでも援助者である　96
　　　2．サポートには限界があることを伝える　97
　　　3．時に味方するが，あくまで公平　97
　　　4．治療の目標を絞りこむ　97
　　　5．対応は体重に合わせて行う　98
　　　6．体重の増減だけにとらわれない　99
　　　7．容易で安全な方法を選ぶ　100
　　　　症例
　　　8．言ってはいけないことと責めないこと　101
### (2)一般心理療法　101

## 3．外来における治療 ―――― 103
### (1)まず信頼関係をつくる努力から　103
### (2)治したい動機を引き出す
　　　──医学情報からやせの弊害を理解させる　104
　　　1．標準体重を設ける意味　105
　　　2．低体重は健康体のミニチュアではない　106
　　　3．体の成り立ち　106
　　　4．飢餓症候群はやせのもたらしたもの　106
　　　5．症状は悪循環する　107
　　　6．嘔吐，下剤・利尿剤乱用で行きつく先はまた過食　107
　　　7．あなたは成功しているタレントやモデルではない　107
　　　8．たくさんの怖い後遺症が待っている　108
### (3)治療は段階的，かつ具体的に進める　108
### (4)治療を拒否する患者に対応する　109
　　　1．自分で治すことを主張する場合　109
　　　2．再受診が望めない場合　109

3．心身症という概念を理解しない場合　110
　　　4．何も心配しておらず，困っていないと言う場合　110

## 4．身体的治療の進め方 ── 112
### (1) 目標体重を設定し栄養指導を行う　112
　　　1．栄養の基礎知識　112
　　　2．神経性食欲不振症患者の身体維持に必要なカロリーと栄養　113
　　　3．患者の食の好みを容認する　114
　　　4．食べることを指示・強制しない　115
　　　5．より現実的な栄養指導の工夫をする　116
　　　6．経腸栄養剤や補助食品を利用する　117

### (2) 薬による補助的治療　118
　　　1．食欲や消化を助ける薬を嫌がる患者　118
　　　2．問題の多い頑固な便秘　119
　　　3．逆流性食道炎や低カリウム血症には胃酸分泌抑制薬を　120
　　　4．低栄養で増悪する不眠には睡眠薬が奏効しないことも　120
　　　5．食事に対する不安には抗不安薬を　120
　　　6．回復期の一過性の過食は生理的な反動　121
　　　7．骨粗鬆症に対する処方　121

### (3) 過食，嘔吐，下剤乱用，アルコール・タバコ依存への対策　122
　　　1．過食期は回復の有力な手段になる　122
　　　2．神経性食欲不振症から過食症への移行　123
　　　3．アルコール・タバコへの依存　123
　　　4．下剤の乱用　123

### (4) 無月経に対する治療　124

## 5．望ましい療養環境つくり ── 126
### (1) 親に努力してほしいこと　126
　　　1．まず患者を休ませる　129
　　　2．やせや食事について患者を叱らない　129
　　　3．食事と体重には口を出さず，食事量などの押し問答をしない　129
　　　4．家庭で本人をホッとさせる　129
　　　5．子供帰りした言動を許す　130

6．母親に干渉してくるのを許す　131
　　　7．高額な金品をねだられたら，家計の許す範囲で与える　131
　　　8．患者のペースで生活させる　131
　　　9．急激に自立を促さない　131
　　　10．「こんなに食べた」は「こんなに頑張った」と翻訳する　132
　　　11．体重が回復しているのを手放しで喜ばない　132
　　　12．アルバイトは様子をみてやらせてみるし，すぐにやめてもよい　132
　　　13．ペットは飼ってもよい　133
　　　14．お正月・お盆は患者の気持ちをくんで無理に人に会わせない　133
　　　15．家族，特に母親は体も心も健康であることを心がける　133
　　　16．干渉してくる親類，知人にも来院してもらう　134
　　　17．恋愛，結婚で治るとはいえない　134
　　　18．父親は母親を犯人扱いしないで，できるかぎり手助けする　134

　(2)**学校に関わる問題を解決する**　135
　　　1．発病のきっかけを取り除く　135
　　　2．安心できる療養環境を確保する　136
　　　3．休学，留年，退学の判断　136
　　　4．学校行事への参加　137

　(3)**職場への対応**　138

# 6．入院による治療　139

　(1)**入院前後に行うこと**　139
　　　1．「とりあえず入院」はしない　139
　　　2．計画入院の必要なわけ　139
　　　　① 安心して過ごせる場の提供
　　　　② 栄養状態の改善を効率よく行う
　　　　③ 食習慣や生活習慣を改善する
　　　　④ 嘔吐や下剤乱用の習慣を改善する
　　　　⑤ 医療スタッフが専門的アドバイスをし，励ます
　　　　⑥ 休むことによって環境の調整をする
　　　3．患者への対応で大切なこと　141
　　　　① 患者の中の「二人の自分」を認める
　　　　② 入院はコーピング・スキル向上のチャンスととらえる
　　　4．入院生活上の留意点　142
　　　　① 体重測定は毎日でもOK

　　　　② 面会は原則制限なし
　　　　③ 安静は必要な場合のみ
　　　　④ 他患者との接触上の注意点
　　5．看護婦がかかわる時の注意点　142
　　　　① 基本的姿勢　　　④ 話し相手を依頼されたら
　　　　② 食事について　　⑤ 問題行動があったら
　　　　③ 体重について

**(2) 栄養療法を実施する**　144
　　1．食べられる物から始める　144
　　2．経腸栄養を行う場合もある　146
　　3．経静脈性高カロリー栄養法（IVH）を導入する　146
　　　　① IVHの適応　　　　④ IVHのスケジュール
　　　　② IVHの進め方　　　⑤ IVHの留意点
　　　　③ IVHの効果
　　　　症例

# IV章　専門科，専門施設で行われている精神療法　──157

　　1．行動療法　158
　　2．認知行動療法　160
　　3．集団精神療法　160
　　4．箱庭療法　161
　　5．芸術療法　161
　　6．システム家族療法　161

# V章　どのように回復するか　──163

**(1) 予後調査から**　164

**(2) 一様ではない回復過程**──完治した症例の経過　166
　　　　症例

**(3) 完治した患者へのインタビューから**　177

# はじめに

　神経性食欲不振症と神経性過食症は，日本では1980年代まではなじみのない疾患でした．しかし，最近，患者数が増加し，有名タレントが罹患しているというニュースが流れ，マスコミでも頻繁に特集が報道されるようになりました．神経性食欲不振症には，女子大生の1％，神経性過食症は2〜3％が罹患していると言われています．

　特に，神経性食欲不振症は，栄養療法を含めた内科的治療と精神的治療が必要ですが，心身両面の治療を行える専門医や施設が少なく，昨今の患者の増加に対応しきれず，外来の予約が3〜6カ月先という事態です．実は，約70％の神経性食欲不振症患者は一般内科を受診します．また，極度の低栄養状態の患者は，精神療法を受け入れる心身の余裕がなく，内科的治療が優先されなければなりません．ところが，一般内科医はこの病気に対する知識が乏しいことから，診療を敬遠しがちです．しかし，今や，一般内科医，学校医，産業医の方にもプライマリーケアと軽症例の診療をお手伝いいただかなければ診療が立ち行かないという時代のニーズがあります．神経性食欲不振症は，幅広いスペクトラムをもつ疾患です．全く治療を受け入れないため，生命維持の目的でベッドに拘束して治療しなければならない重症例も稀にありますが，医療機関にかからないまま，また外来治療で短期間に治癒する軽症例も多いのです．やせの弊害を話したり，本人の悩みの相談相手になったり，家族や学校に協力をお願いするという簡単なサポートで，自力で治癒していきます．また，神経性食欲不振症の救急治療を要する脱水症，電解質異常，腎不全などの合併症や，後遺症になりうる無月経や骨粗鬆症の検査や治療も内科医の領域です．

　病識がない患者さんがやっと受診した内科で，「食べれば治る」と言われたり（食べることができればこんな病気にはなりません），一般的な検査をして，「どこも悪くありませんよ」と言われたり（異常が表せるような検査をすべき），摂食を強要されてイレウスを起こしたり（胃排出能が低下しているので，無理に食べさせるのは危険），精神病扱いされたり，不幸な受診体験は枚挙にいとまがありません．

　ストレスの研究の一端から，神経性食欲不振症の内分泌機能を研究していた

15年前,「若い人達が,どうしてこんな悲惨な病気になるのだろう」という素朴な疑問から,患者さんの診療に携わるようになりました.数々の諸先生方にご指導いただき,専門外来を開設して13年,登録患者さんは600名になりました.この本をお読みになった方が,内科医として適切なプライマリーケアができることの一助にできればと願い,内科医がかかわることの多い神経性食欲不振症の治療を中心に本書を書きました.

# I章

## 神経性食欲不振症の患者を診る
―内科医が行うプライマリーケア―

# 1 内科外来にあふれる患者

## ❶ 患者の70％はまず一般内科を受診

　子供がやせはじめたら，親はまず身体的な病気を心配して内科か小児科を受診させる．娘の月経が止まったことに気がついた母親は婦人科に連れていく．婦人科医は異常なやせや消化器症状があれば内科を紹介する．高校や大学の校医の多くは内科医である．春の健康診断で，生徒や学生の急激な体重減少に驚いた養護教諭は校医に相談する．

　家庭医や家族が，神経性食欲不振症を疑った場合，書籍やインターネットで紹介された専門病院に連絡しても，外来の予約も，ましてや入院はすぐにはできない．

　心理的な理由で発病し，健康人には簡単には理解できない行動や精神症状があるので，精神科も適切な受診科であるが，患者や家族にとっては敷居が高いことが多い．また，一般に35 kg以下の体重になると，思考力も洞察力も健康時に比べて低下しており，有効なカウンセリングができないため，体重を増加させる目的で内科に栄養療法を依頼される．

　以上の理由から，約70％の患者は一般内科を受診する．当然ながらこれらの患者に内科医として対応をする必要がある．専門医療施設に治療を依頼するにしても，診断と鑑別診断は必須である．また，なかには紹介するどころか，緊急で治療や入院が必要な患者もいる．いずれにしても，内科医は神経性食欲不振症の患者を診なければならないのが現状である．

## 2 外来にこんな患者が訪れたら

　これから紹介する4症例は，いずれも神経性食欲不振症（anorexia nervosa）の患者である．

　神経性食欲不振症のやせはじめは，①本人の意志によるダイエットで始まり，最終的に食べようと努力しても，もう食べられない，②知らず知らずに食事量が減る，③感冒や下痢などに引き続きそれまでの無理が破綻して食事量が減少するという，3つのパターンがあり，経過中に約50％の患者に過食が出現する．

### 症例1
### ダイエット後に食欲不振となった女子高校生

#### ●本人の訴え
　17歳，高校3年生．自営業の父親と専業主婦の母親の長女．弟が一人いる．高校2年の6月に，身長166 cm，体重49 kgであった．今までの最高体重は52 kg（中学3年生）．

　水着をきれいに着る目的で，友人とダイエットを開始した．朝食はコーヒーと果物，昼食は抜いて，夕食は食べていた．8月には，44 kgになり月経が停止した．やせていても活動的で，学校やアルバイトに忙しいため婦人科に通院せず，無月経のままであった．友人は途中で，食欲に負けてダイエットを中止せざえるを得なくなったが，本人は，やせるのがおもしろくダイエットを継続した．睡眠時間は4～5時間で，勉強にはむしろ集中でき，試験の成績が一時的に上がった．日曜日も一日中外出して活動的であった．

　10月には40 kgになり，手足の冷えが出現した．家族に摂食を強要され，自分でも食事量を増やそうとするものの，一口食べると永久に太りそうな気がした．実際に少し多めに食べるともたれて苦しかった．翌年4月には36 kgになり，養護教諭と母親に説得されて受診した．

　今は，通学はしているが，長い階段の昇降がつらく，友人との交流も避けがちである．大学進学を希望しているが，成績は下がっている．

● 母親からの情報

やせ始めてから，性格が変わり，前より時間に規則正しくなり，食事の時間が1分でも遅れるとイライラして，母親に当たり散らす．母親の料理や家事にもいちいち口をはさむ．野菜ならノンオイルドレッシングをかけてボール一杯食べるくせに，米飯や肉，油ものを避ける．間食も全くせず，やたらコーヒーばかり飲む．食べるよう勧めると，食べていると言い張る．母親や弟の食べ方が少ないと責める一方，カロリーの高い食べものや自分が料理したものを食べさせようとし，食べないとかんしゃくを起こす．味覚が変化したらしく，タバスコを1本かけて食べたりする．

夜中に冷蔵庫の食品がなくなっており，朝，家族の食べ物がなくなることがあり，とても困る．

高価な洋服をねだるくせに，自分のアルバイトのお金はしっかり貯金する．

学校の勉強と塾で忙しく，青い顔をして幽霊みたいに帰ってくるのに，疲れていないと言って，ピアノのレッスンも休まず，マンションのエレベーターを使わないで階段を昇り，水泳や縄跳びを好み，朝ジョギングしてから通学する．

母親は，義父が入院しており，娘が高校入学以来，看病に忙しい．父親は，顔を見ると，「食べてるか？」と尋ねるので，娘は顔を合わせるのを避けている．

症例2

## 過食と嘔吐を繰り返すキャリアウーマン

● 本人の訴え

24歳．22歳で4年制大学卒業後，外資系銀行に入行した．このころは，身長163cm，体重53kgであった．23歳時，仕事が忙しく，残業が多かった．痩身願望が強く，大学時代から何度もダイエットを試みていたが，すぐに元の体重に戻っていた．

忙しさとダイエット目的で，朝食を抜いていたところ，体重は6カ月で4kg減少して無月経になった．せっかくやせたので，この体重を維持しようと思い，食事量をさらに減らして10カ月後には42kgになった．

その後，衝動的な食欲に襲われるようになり，特に疲労やストレスを感じた

平日の夜や休日に4,000 kcalの食品をかきこむように食べるエピソードが出現した．日ごろは，避けている糖分と脂質に富む食品を好み，一口と思って食べ始めても，家にあるだけの食品を食べつくし，コンビニに何度も買い物に行ったり，調理して食べ続けた．本人の理想体重は42 kgで，体重の増加を防ぐために，指を入れて自己嘔吐するようになった．納得するように吐ききれないとイライラした．

また，市販の下剤を使用するようになったが，常用量では効果が出ないので，徐々に錠数が増えて1回に30〜50錠になった．過食後は自己嫌悪に陥り，憂うつで，さらに腹痛と吐き気で出社できないことが増えた．

家族はやせたことを心配し，またトイレに入る回数が多いので不審に思っているようだが，本人にははっきりとは聞いてこない．

### 症例3
## ハードスケジュール中に体重が減少した女子高校生

#### ●本人の訴え

15歳，高校2年生．教師の父と専業主婦の母の二女で，姉が一人いる．生来健康であるが，体力はなく，性格は真面目で内向的であった．先生や両親には従順で，母親の記憶のかぎりでは反抗期はない．学業成績は上位で，進学率のよさで有名な高校に入学した．高校2年生の5月には，身長158 cm，体重53 kgだった．

塾からの帰宅が夜9〜10時になる日が続き，本人も家族もハードスケジュールだと思っていた．ダイエットをしたわけではないが，8月には45 kgに減少し無月経になった．婦人科を受診して血液や超音波検査をしたが，治療を必要とする病気は見つからず，ホルモン剤を飲まされて月経は1回あった．しかし，10月には42 kgに減少し，食事量を増やそうと努力するが，もたれや腹痛のために家族の半分しか食べられず，翌年2月には38 kgになり，手足の冷え，便秘，むくみが出現した．

#### ●母親からの情報

昼食の弁当を自分で詰めるようになり，ご飯の量は3口くらいと少ない．母親が多めに詰めると，食べないで捨てているらしい．それまで好物だったスナ

ック類や菓子を食べなくなり，野菜，こんにゃく，茸や味付けのりを大量に食べる．ご飯は必ず80g計量して自分でよそう．食事時間が長く，食品を少しずつ削るように食べる．

やせてから料理雑誌を食い入るように見たり，母親に摂食を強制するようになった．外食すると，食べたいメニューがなかなか決まらない．入浴時間が1時間近い．

高校1年時，成績が上位で，担任の教師に，「次もいい成績を期待している」と言われてから，さらに無理に勉強をするようになった．

症例 4
## 大腸炎後の食欲不振が長びく女子中学生

● 本人の訴え

14歳，中学2年生．歯科医の父と専業主婦の母の長女で，兄が一人いる．小さいころから，学業に熱心で明るく振る舞うことを希望する両親の期待に応え，活発で成績がよい子であった．勉強嫌いの兄が厳しく叱られる姿をよく目にしており，「あんなに叱られたくない」と思っていた．授業の進行速度が早く，定期試験のほかに小テストも多く，深夜まで勉強する日が続いた．

2年生の4月には，身長154cm，体重52kgであったが，5月の体育祭，バドミントンのクラブ活動で活躍した．8月の合宿で疲れた後，高熱と下痢が3日続き，その後，突如として食欲が落ちた．9月には44kgになり2カ月で8kgも体重が減り，月経が止まった．さらに10月には38kgになり，体がだるく，階段を昇ることも困難になった．

● 母親からの情報

本人も母親も，食欲不振が心理的な原因とは全く考えておらず，内科的な重大な病気があると思っている．母親は，体重さえ戻れば勉強もスポーツも元通りに優秀にこなせると期待して，早く体重を増やして，学校に復帰しなければと焦っている．しかし，本人は学校の話題をしたがらない．

症例1は，本人に病識がなく，母親に受診させられ，このままだと2回目の受診も拒まれそうだ．母親は，娘がどうして食べないのか理解できず，外来で

も娘といさかいを始めた．症例2は自己嘔吐と下剤乱用による電解質異常が懸念される．症例3と4は，いかに診断と鑑別診断をすべきか？ 症例4の母親に，「心理的な病気を疑っています」と伝えたら，不信を買ってしまいそうだ．さあどう対応すべきだろうか？

> **サイドメモ** **家族の同席の有無**
> 
> 本人と言い争いになるので，家族は本人をはずして話したがったり，手紙や電話で訴えることが多い．患者に家族が同席でもいいか確認して，拒否する時には，患者のみと面談する．しかし，家族からの客観的な情報も必要である．患者は，家族が医療者に何を話しているか過敏なので，基本的には本人同席で，「ご家族の目から客観的にどう見えますか？」と質問している．

## 3 身体的に危険な時期は内科的治療が主役

表1に本症における医療の役割をまとめた．1）～3）が内科医がするべき純粋なプライマリーケアである．専門医に紹介しようとしても，予約が一杯ですぐに診療を受けられない場合，また，しばらく自分の外来で診療する必要や希

**表1 神経性食欲不振症における医療の役割**

| |
|---|
| 1）診断と鑑別診断 |
| 2）重症度と緊急入院適応の判断 |
| 3）救急医療 |
| 4）患者との信頼関係を築く．患者の性格，家庭状況，学校や職場環境，発病時のエピソードについての情報を集める． |
| 5）医学的情報を説明して，患者の治す動機を引き出す． |
| 6）患者の受け入れられる体重を考慮して，栄養指導をする． |
| 7）安心して療養できる場作りのための，家族，学校，職場との協力や連携． |
| 8）入院治療，薬物治療（無月経や骨粗鬆症を含む） |
| 9）食事を含めた生活上の問題に医学的にアドバイスし，日常生活でのコーピングスキルの増進をサポートする． |
| 10）精神療法 |

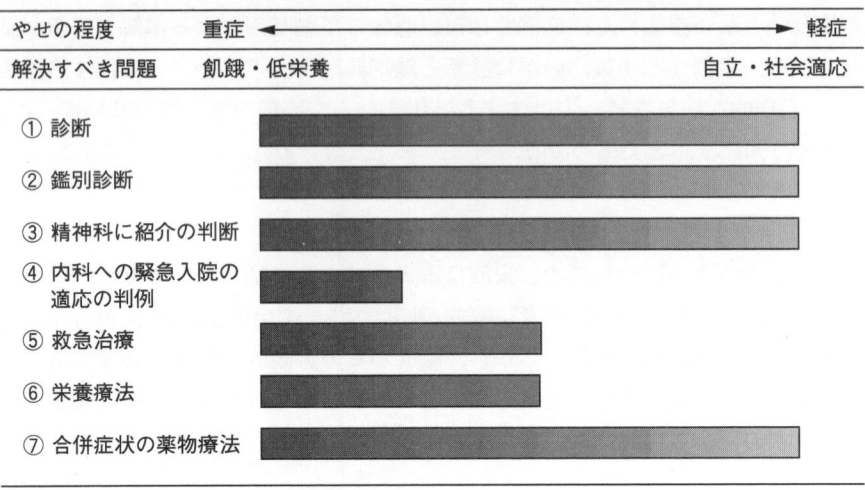

図1 神経性食欲不振症における内科医の役割

重症になるほど内科医の役割が重要となる。

望がある場合は，4）以降の役割を果たさなければならない．

　体重20 kg台を重症，30 kg台を中等症，40 kg台を軽症とおおまかに分けると，一般に，重症になるほど低栄養状態や飢餓症状の改善が急がれ，軽症になるほど，学校や勤務を含め社会にどう関わっていくかが問題になる（図1）．つまり，本人の自立や社会とどう関わるかがテーマになり，カウンセリングが有効になるまでの身体的に危険な時期が内科がサポートしなければならないときになる．重症患者では，生命を救うための緊急入院が必要か判断し，重症から中等症では，低血糖による意識障害，下剤乱用や嘔吐による低カリウム血症や腎不全など，内科的・突発的な状態が起こりやすいので，救急治療を必要とすることがある．さらに，自力で体重を増やせない患者が，体重を増やす必要に迫られたときは，外来や入院で栄養治療をする．便秘，無月経，骨粗鬆症の治療も必要で，内科の役割は広く，かつ大きい．

　ところで，本症では重症になればなるほど，異常な精神症状や行動異常が出現し，点滴を拒否したり，泣きわめいたりする．内科的治療がもっとも必要な時期が，一番患者の病識が乏しく，時に内科病棟で診療することが困難な状態になる．これが，本症の内科治療のジレンマであり，一般内科医が本症患者の治療を敬遠する理由の一つである．しかし，プライマリーケアを担当する内科医が，本症を理解して適切に対応できれば，患者との無用なトラブルが避けられるし，自分自身の心理的な負担も少なくできるはずである．

# 2 診断に必要なこと

## 1 何があれば神経性食欲不振症と診断できるのか

　思春期から青年期の主として女性で，著しいやせと無月経をきたし，やせにもかかわらず活動的な場合は本症が十分考えられる．1990年に厚生省調査研究班が定めた診断基準を**表2**に示す．本症では少食ばかりでなく，飢餓に対する生理的反動である過食も認める．患者は「食べている」ことを強調し，「体重を増やしたい」と言うことが多い．そのため，一般内科医には患者の建前の言葉からは体重や体型についてのゆがんだ認識を見抜くことが困難なことがあり，体重を増やそうとする努力をしないことに注目するように注釈もつけられている．患者は嘘をついているのではない．量や大きさの認知が障害されて，食べていると思い込んでいるし，冷静な時はやせを治したいとも思っているのである．

　このように，本症は自ら病気と認めず，積極的に治療を受けようとしない疾患で，空腹，やせ，疲れ，病気の否定が特徴である．**表2**の診断基準を満たすことが必要であるが，問診によって得られた病歴や行動異常でほとんど診断ができ，器質的疾患を除外するために検査を行うといっても過言ではない．問診で留意すべき点を**表3**にまとめた．一般に，一時的な精神的なショックによる食欲不振（心因反応）は3カ月以内に改善すると考えられている．標準体重の求め方は**表4**に示した．

　米国では，1994年に精神医学会の精神障害の分類と診断のための手引きが改訂された（**表5**）．それでは，神経性食欲不振症を制限型（Restricting type）と，むちゃ食いと自己嘔吐や下剤・利尿剤乱用を行うむちゃ食い/排出型（Binge-eating/Purging type）に分けている．

### 表2　厚生労働省調査研究班の神経性食欲不振症の診断基準（1990）

① 標準体重の－20％以上のやせ（3カ月以上）
② 食行動の異常（不食，多食，隠れ食い，など）
③ 体重や体型についてのゆがんだ認識（体重増加に対する極端な恐怖など）
④ 発症年齢：30歳以下（ほとんどが25歳以下，稀に30歳以上の初発がある）
⑤ （女性ならば）無月経（その他の身体症状としては，うぶ毛密生，徐脈，便秘，低血圧，低体温，浮腫などを伴うことがある．ときに男性例がある）
⑥ やせの原因と考えられる器質性疾患がない．精神分裂病による奇異な拒食，うつ病による食欲不振，単なる心因反応（身内の死亡など）による一時的な摂食低下等を鑑別する．

備考
1. ②，③，⑤は既往歴を含む（たとえば，かつて－20％以上のやせがあれば，現在はそうでなくても基準を満たすとする）．6項目すべて満たさないものは，疑診例として経過観察する．
2. 食べないばかりでなく，経過中には多食になることが多い（この点では食欲不振症という病名は適切ではない）．多食にはしばしば自己誘発性嘔吐や下痢（利尿）剤乱用を伴う．その他，食物の貯蔵，盗み食いなどが見られる．また，過度に活動する傾向を伴うことが多い．
3. 極端なやせ願望，ボディイメージの障害（たとえば，ひどくやせていても肥っていると感じたり，下腹や足など体のある部分がひどく肥っていると信じたりすること）などを含む．これらの点では病的とは思っていないことが多い．この項は，自分の希望する体重について問診したり，低体重を維持しようとする患者の言動に着目すると明らかになることがある．
4. 稀に30歳を超える．ほとんどが25歳以下で思春期が多い．
5. 性器出血がホルモン投与によってのみ起こる場合は無月経とする．その他の身体症状としては，うぶ毛の密生，徐脈，便秘，低血圧，低体温，浮腫などを伴うことがある．ときに男性例がある．
6. 精神分裂病による奇異な拒食，うつ病による食欲不振，単なる心因反応（身内の死亡など）による一時的な摂食低下を鑑別する．

表3　問診での留意点

| | |
|---|---|
| 社会歴 | ・職業，学生なら進学校か否か，また最近の成績<br>・発病前の家庭，職業，交友などをめぐるトラブルや本人のストレスになる事象 |
| 家族歴 | ・家族メンバーと同・別居<br>・家族関係<br>・家族の精神的疾患：うつ病や神経症などの精神疾患，摂食障害 |
| 既往歴 | ・他の心身症<br>・初潮と月経状況<br>・嗜好品<br>・薬品：市販の痩身薬，下剤，利尿剤の使用 |
| 現病歴 | ・主たる養育者と養育環境，および反抗期の有無<br>・発病時のダイエットの有無<br>・今までの最高体重と最低体重および体重の経過<br>・本人の理想体重，今増えてもよいと思える受容体重<br>・現在の体重や体型に対する感想<br>・本人の主訴<br>・やせに伴う自覚症状の有無<br>・食事内容と態度：小食，盗み食い，隠れ食い，過食，嘔吐，大量の食物の貯蔵，長い食事時間，食事時間の夜間へのずれ，偏食，高価で美味な食品へのこだわり，他人への摂食の強要，同席食事の拒否，料理や食物への異常な関心（料理が趣味）<br>・活動性の亢進<br>・社会性の低下：不登校，欠勤，他人との交流を避ける<br>・不眠，悪夢<br>・問題行動：自殺企図，自・他傷，家庭内暴力，非行，嘔吐，薬物乱用 |

表4　標準体重の算出法

```
平田法（厚生省研究班採用）
    身長　>160 cm    （身長−100）×0.9 kg
          150〜160    （身長−150）×0.4＋50
          <150        身長−100
```

## 2 神経性過食症とどう違う

　神経性過食症（bulimia nervosa）とは，青年女性に多く，心理的な原因で発作的なむちゃ食いのエピソードを繰り返す疾患である．本邦には未だ診断基準がない．アメリカ精神科学会では**表6**のように定め，やせがないと規定している．神経性食欲不振症の回復期や経過中にも，異常な食欲のために短時間に大量の食物を発作的に食べるという過食が出現することがある．体重の増加を受け入れない場合には，自己嘔吐や下剤の乱用で再び体重を減らそうとして（これを排出行動という），慢性的な過食と排出行動を繰り返すことがある．これは，神経性食欲不振症のむちゃ食い/排出型と診断される．

## 3 こんな身体症状があれば要注意

　身長，体重，筋肉の萎縮からやせの程度を把握する．血圧，脈拍，体温，背中の濃いうぶ毛，カロチン血症から，栄養の悪さによって起こってきた体の異常をチェックする．頸部リンパ節腫大を認めれば感染症，甲状腺腫や頻脈があればバセドウ病，腋毛や恥毛がなくなっていれば下垂体機能低下症の鑑別を要する．ただし神経性食欲不振症でも恥毛が脱落することがある（**図2**，**表7**）．
　やせて幼児体型になり，毛深くなり，皮膚は乾燥し，顔や手掌や足底が黄色くなる（カロチンの排泄遅延）．脱毛は，重症の低栄養状態や栄養状態の回復期に多い．冬には著しい冷えが出現する．規則的に食べないことや自己嘔吐のため唾液腺が腫れ，圧痛を伴うことがある（唾腺症）（**写真1**）．手の甲に短い横のタコがあり（**写真2**），歯が傷んでいれば，自己嘔吐を疑う．嘔吐をやめるとさらに腫脹することもある．自己嘔吐例では，変色しエナメル質が腐食した歯や齲歯が増える．圧迫による腓骨や尺骨神経麻痺を伴うことがある．
　一般的には，標準体重の85〜90％以下になると無月経が出現する．脳の栄養障害によって，記憶に倍の時間がかかったり，集中力や持久力を欠いたり，ケアレスミスが多くなる．身体症状は体重が改善すればほとんど治る．
　5年以上罹患した場合の後遺症としては，体重が回復しても月経が戻りにく

表5 DSM-Ⅳの神経性無食欲症（神経性食欲不振症）の診断基準
（American Psychiatric Association, 1994）

A．年齢と身長に対する正常体重の最低限，またはそれ以上を維持することの拒否（例：期待される体重の85％以下の体重が続くような体重減少，または成長期間中に期待される体重増加がなく，期待される体重の84％以下になる）．
B．体重が不足している場合でも，体重が増えること，または肥満することに対する強い恐怖．
C．自分の体の重さまたは体型に対する感じ方の障害：自己評価に対する体重や体型の過剰な影響，または現在の低体重の重大さの否認．
D．初潮後の女性の場合は，無月経．つまり，月経周期が連続して少なくとも3回欠如する．

（病型を特定せよ）
【制限型】現在の神経性無食欲症のエピソード期間中，その人は規則的にむちゃ食い，または排出行動（つまり，自己誘発性嘔吐または下剤，利尿剤，または浣腸の誤った使用）を行ったことがない．
【むちゃ食い／排出型】現在の神経性無食欲症のエピソード期間中，その人は規則的にむちゃ食いまたは排出行動（つまり，自己誘発性嘔吐または下剤，利尿剤，または浣腸の誤った使用）を行ったことがある．

DSM：Diagnostic and Statistical Manual of Mental Disorders

表6 DSM-Ⅳの神経性過食症の診断基準

① むちゃ食いのエピソード（多量の食べ物を急速に摂取する時間帯が他とはっきり区別される）の反復
② むちゃ食いの時間中，摂食行動を自己抑制できないという感じがある．
③ 患者はいつも体重増加を防ぐため，自己誘発性嘔吐，下剤や利尿剤の使用，厳格な食事制限または絶食，または激しい運動を行う．
④ 少なくとも3カ月間に，最低1週間に平均2回のむちゃ食いのエピソード．
⑤ 体の形や体重についての過剰な関心の持続

い（ホルモン治療が可能），歯が弱い，骨粗鬆症などがある．1〜2年の病悩期間では治癒が期待できるので，心配や不安をもつ必要はない（**表8**）．

表7　神経性食欲不振症の身体症状

- やせ：−20％のやせ，幼児体型
- 弾力性がない乾燥した皮膚，カロチン血症（代謝遅延）
- 乾燥して艶のない頭髪，脱毛，トリコチロマニア
- 背部のうぶ毛，性毛の温存（恥毛の消失：3％）
- 変色しエナメル質が腐食した歯，う歯，歯肉障害，唾液腺の腫大と疼痛
- 比較的保たれた乳房（萎縮：20％）
- 低体温：36℃以下の基礎体温，著しい冷え
- 低血圧：体重の減少度に比例する
- 徐脈，不整脈
- 無月経
- 便秘，痔核，種々の大腸障害
- 浮腫
- 嘔吐（自己嘔吐），手背の吐きダコ（**写真1**）
- 筋肉痛，関節痛，末梢神経麻痺（尖足など），骨粗鬆症，側彎，成長障害
- 思考や記憶力の低下

**サイドメモ　トリコチロマニア**

イライラして自分で頭髪を抜くこと．前頭部が多い．

# 4 やせに隠れた本当の意図

本症は心理ストレスが原因であるが，なぜそれが小食ややせ，一方で衝動的な過食を起こすのであろうか．

## 1. やせを選ぶ理由

患者は，現実社会で大きなストレスを感じたり，物事が思い通りに行かない時にダイエットを開始する．やせ始める前には，必ずと言っていいほど，本人の完璧主義から生じる過度の学業やクラブ活動での疲れ，いじめ，転校，受験や就職での挫折，愛情の対象の喪失，家庭の問題のしわよせによる精神的ストレスなどのエピソードがある．

## 図2 神経性食欲不振症の身体所見

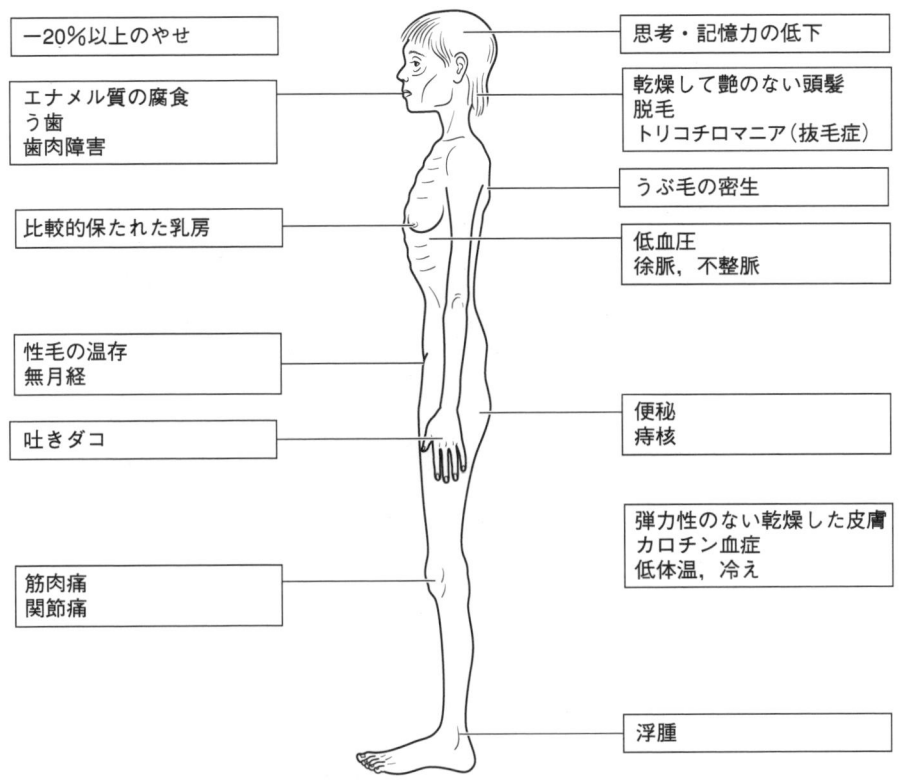

- −20％以上のやせ
- エナメル質の腐食 / う歯 / 歯肉障害
- 比較的保たれた乳房
- 性毛の温存 / 無月経
- 吐きダコ
- 筋肉痛 / 関節痛
- 思考・記憶力の低下
- 乾燥して艶のない頭髪 / 脱毛 / トリコチロマニア（抜毛症）
- うぶ毛の密生
- 低血圧 / 徐脈，不整脈
- 便秘 / 痔核
- 弾力性のない乾燥した皮膚 / カロチン血症 / 低体温，冷え
- 浮腫

### 表8　1999年初診患者60人の身体所見の異常

1. 背部のうぶ毛の増加（45人，75％）
2. 慢性便秘症（42人，72％）
3. カロチン血症（22人，37％）
4. 収縮期血圧が70 mmHg以下の低血圧（16人，27％）
5. 50回/分以下の徐脈（6人，10％）
6. 唾液腺腫大（5人，8％）
7. 下肢の浮腫（4人，7％）
8. 末梢循環障害による皮膚色変化や凍瘡（3人，5％）
9. 末梢神経麻痺（3人，5％）
10. 手背の吐きダコ（2人，3％）

写真1　自己嘔吐患者の唾液腺のビー玉状の腫大

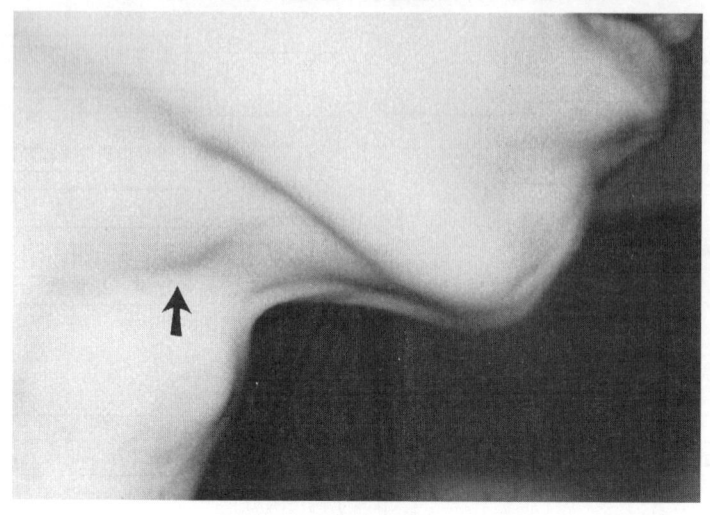

写真2　自己嘔吐患者の吐きダコ

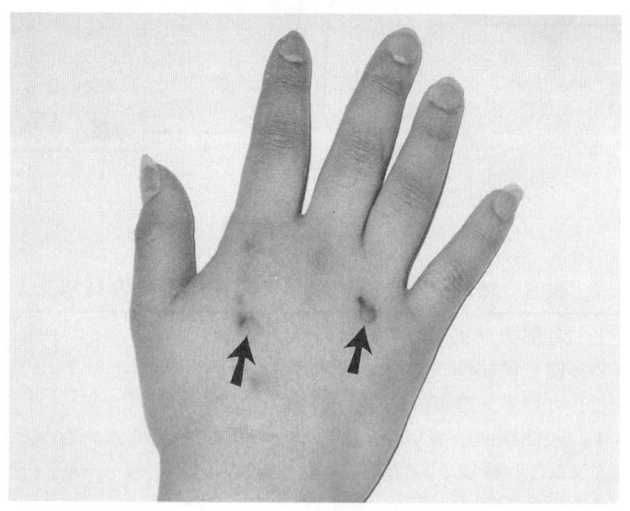

指を喉につっこんで嘔吐するので，切歯が慢性的に手背を刺激するためできる．

ダイエットは，簡単で短時間に効果が数字で表せ，すぐに周囲からの関心や賞賛をあび，他人に迷惑をかけないために，比較的容易にのめり込む．普通の人間には御しがたい食欲をコントロールすることで，満足感や優越感を得られる．ノースリーブや短パンをはいて，これ見よがしにやせた体を露出することも多い．

　飢餓による一時的な気分の高揚や集中力上昇によって，成績がよくなったり行動的になる（仮性躁病ともいわれる）．一晩勉強しても100点は取れないし，ピアノの練習をしても目立って上手になれないが，一食抜くと確実に500g減る．数字は正直で，偏差値世代の患者には魅力的である．健康人は，無理なダイエットをすると反動でかえってたくさん食べたくなり，極端なダイエットは失敗して，体重はすぐ元通りになるので，美しさを通りこした気味の悪いやせ方はしない．

　それでは，なぜ神経性食欲不振症患者は，それほどダイエットにのめり込み，異常なやせを維持しようとするのか？　自発的にダイエットをしたのではなくても，どうして食べるのが怖いのか？　治った患者たちは，「やせしか自慢することがない」「理由はわからないが，やせているときは安心で，視野が狭くなって，嫌な現実を考えずにすんだ」「やせると周囲がとても優しかった」とか，「健康体であれば理想を実現させなければならないと思い込んでいるが，実際には不可能なので，自分への言い訳として病気でいる」「健康になると周囲のプレッシャーが強くなるので，やせて免れている」とはっきり疾病利得を公言する患者もいる．

　患者にとって，やせた体重は，適応できない，嫌な，逃げ出したい現実からの距離を意味している．「やせたい」は「嫌な現実から逃げたい」とのSOSと理解すべきである．体を小さくすると心理的にもやせて，本来の年齢相応の義務を果たさなくてもよいような錯覚に陥り，日常生活はこなしても，精神的にはつらい現実から離れられるような気分になっている．

　つまり，患者は心の安全地帯を作っているのである．やせるといったんは気分が楽になる．しかし，飢餓による脳機能の低下やせによる体力低下のために，健康時よりできないことが多くなり，さらに挫折感や不安が強くなる．それからも逃げ出したくなり，さらにやせようとして，やせは進行するのである（図3）．

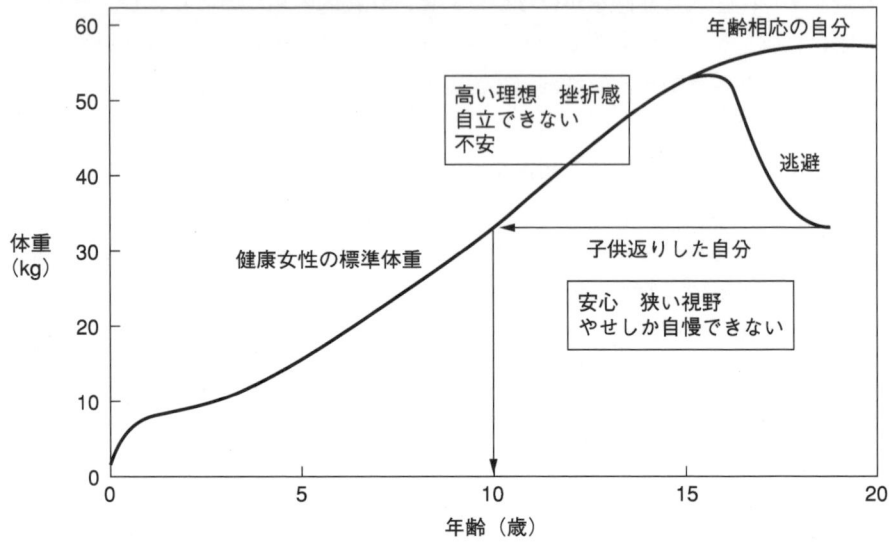

図3 神経性食欲不振症における体重と心理

## 2. 患者の本当のこころ

　神経性食欲不振症では，患者は，「自分は病気ではなく，何も困っていない」と強がりを言うが，健康時より生活の活動レベルの質や量を落としている．スケジュール表ぎっしりの活動量を自慢する患者でも，その質は落ちていることを認める．

　本心は，疲れ果て，不眠，便秘，浮腫，冷えなど不愉快な症状に苦しみつつ，栄養失調の程度と無月経の後遺症を心配している．家族からや学校での摂食の強要と病気の無理解につらい思いをし，電車やデパートではひそひそ噂され，いざ食べようとすると吐き気，胃もたれ，便秘に苦しみ，少し食べても永久に太り続けるような妄想を抱き，何を食べたらよいかもわからなくなっている．

　家族や医療者に対しては，"何が何でも健康体重まで太らせて，「体重が戻れば治った」と放り出し，心の寂しさや挫折感は理解せずに，せっかく逃げ出してきた現実にまた一人で立ち向かわせようとする人たち"と警戒している．これらの状況には，生来の他人を信頼するのが苦手という性格も災いしている．

　患者は，「病気はいつか自然と治る」「誰かがいつか治してくれるんじゃない

か」と漠然と考えている．「太ると優しくしてくれないと思った」「ずっと休んでいるわけにはいかないが，もうしばらくこのまま休んでいたいと思った．しかし，胃潰瘍など本当の病気のほうが休みやすいと思った」「どうしていいのかわからない自分がいた」「積極的に自殺する勇気はなかったが，やせてそのまま死んでしまいたかった」などと治癒患者は述懐している．

つまり，患者は自分で解決方法を探して，自力で治ることができる状況ではなく，治ってもよいことがないならやせの世界にもうしばらくいたいと望んでいるのである．

> **サイドメモ** 健康体では休ませてくれない？

健康体重でにこにこして，「もう疲れたし，つらいので，試験を休みたい」と言ったとしたら，家族や学校は「はい，そうですか」と答えるだろうか？

やせて，のっぴきならない状態になれば，本人が言わなくても，家族や医師が休ませてくれる．休むことは勉学が遅れることで，気の小さい心配性の患者にはそれも心配なのだが，病気という大義名分のもと自分が責任をとらずに休める．このことについて，「ずるい」とか「甘え」とか，批判する意見がある．

しかし，健康をかけて訴えるほど患者はつらい思いでいるので，今までの頑張りや良い子に免じて，少し甘えさせてあげるべきだと思う．すると，必ずご家族から「このままずっと甘え続けたら困る」と抗議される．「それほどだめなお子さんですか？」とお聞きすることにしている．

## 3．患者の中にいる二人の自分

やせに満足していても，時に本来の年齢の心理も顔を出し，これでいいのかなと不安になる．患者はよく，「やせていたいけれど家族には迷惑をかけてすまない」と言い，家族は，「あんなにわかっているのに治せないのはおかしい」と反論する．治る間際まで，治したい自分と，治したくない自分の二人がいる．「やせたい」は「嫌な現実から逃げたい」と翻訳すべきである．嫌な現実に連れ戻すのだから，嫌だった現実が好転するか，本人が成長するのを待たねばならないので，この病気は治りにくく時間がかかることが多い．

患者は体重計に頻繁に乗り，常に，一定の体重以下にしようとチェックしている．一方，回復期に体重が500ｇでも増えていると泣いたり，精神的に不安

定になるのは，現実に近づき，自分が思い込んでいる義務や責任を果たさなければならないのでつらくなるのである．

家族の犯しやすい間違いは，「健康体重＝治癒と考えている」ことや「健康体重にさえなれば前のできのよい子の状態に戻れる」と考えて，「まず，体だけ治してくれ」と医療者に依頼し，体重の増加が思わしくないと医者巡りをすることである．

やせは患者の，特に家族への「自分は疲れ果てている」という究極の SOS であるから，その意味に気づかなければ治る道筋がつくれない．「家族がよく理解してくれたのでもう治ってもいいかなと思った」と言う患者もいる．食べているとうそをついたり，家庭内暴力などの問題行動は，周囲がこのことに気づかない場合に起こりやすい．

また，体重が増えると，家族は手放しで喜び，手を抜いたり，さらに学業などの期待や負担をかけ始めるのが常である．この時期こそ，「心がまだ治っていない」どころか，現実に近づく患者の不安と憂うつに気づき，「自信がなく将来に過大な不安を抱いている」ことを理解して，家庭で温かく休ませなければ，自殺にさえ追い込む危険がある．

## 5 やせから起こる精神症状と行動異常

神経性食欲不振症では，特徴的な食行動異常や精神症状を認める．患者の行動を矛盾に満ちたものにしているのは，やせを維持する行為と，飢餓ゆえに生理的に出現する行動異常が混在していることである（表9）．前者は，少食で米，油，肉を避け，野菜，海草，コンニャクを大量に食べる．自己嘔吐，下剤乱用があり，過活動でジョギングや縄跳びをし，入浴時間も長い．後者は，本症患者だけでなく健常人の遭難などによる飢餓や飢餓実験でも再現でき，飢餓症候群といわれる．実は，家族や医療者を悩ませる病像の多くは単なる飢餓による生理的な反応といえる．であるからこそ，異常行動や不安定な心理状態を改善するには，まず栄養療法が必要なのである．

表9　神経性食欲不振症の症状と行動

①気分：不安定（泣く，家族や他人との葛藤），躁うつ，寂しい
②ボディイメージの障害，やせ願望，体の一部を含む肥満や脂肪恐怖，幼年や中性への憧れ（少年の服装，ぬいぐるみ），体重年齢への退行
③病識欠如
④認知障害
⑤食行動：拒食，小食，盗み食い，隠れ食い，気晴らし食い，頭で食べる，過食，嘔吐，大量の食物の貯蔵，食事時間の夜間へのずれ，偏食，高価で美味な食品へのこだわり，料理や食物への異常な関心（料理が趣味），他人への摂食の強要，同席食事の拒否．
⑥活動性の亢進
⑦社会的孤立と自己評価の低下：不登校，欠勤，他人との交流（電話，会食）を避ける．
⑧不眠，悪夢
⑨問題行動：自殺企図や自傷，不登校や家庭内暴力，万引，下剤や利尿剤の利用，コーヒーやタバコ依存，アルコールや薬物耽溺（過食症からアルコール依存症への移行），平然とした虚言（虚偽の食事表）
⑩その他：けち．心気症的訴えが多い（便秘や消化器症状をしつこく訴える）．母親の行動を監視したり支配する．

## 1．飢餓の及ぼす影響

　飢餓のみによって健常者にさえ多彩な食行動異常が起こりうる．思考や興味や行動が食に関係するものばかりになる．次の食事には何を食べようかと，デパートやマーケットの食品売り場をうろつき，いつも頭の中は食物のことで一杯になる．飢餓は収集癖ももたらし，食べないのに大量の食品を隠し持ったりする．料理雑誌や番組を食い入るように見て，料理のレシピやメニューを収集する．職業まで調理士や栄養士を選ぶ．異常な食習慣，コーヒーやお茶や香辛料やガムの過剰摂取，むちゃ食いなども出現する．患者自身も悩むのは，おいしい食品を食べたいにもかかわらず，やせを維持したいのでカロリーの低いものを選ばなければならず，何を買ってよいのか，ジュース1本も選べないことである．自分は食べたいが，やせを維持するためには食べられず，手料理をしてまで家族（特に立場の弱い同胞や母親）に食べることを強制する．有名レストラン巡りをしたり，高価で美味な食品にこだわるのは，少ししか食べないのならおいしいものを食べたいという欲求である．

また，飢餓は情緒や社会活動にも影響を及ぼし，情緒不安定，抑うつ，不安，過敏性，易怒性，自己評価の低下，社会的引きこもり，認知の変化，集中力低下，悲観的な判断，決断力低下，無力感を引き起こす．ときには，精神疾患と同様な幻覚や妄想が出現することもある．これらは原因の飢餓が改善しないかぎり治らない．

## 2．過食のメカニズム──飢餓の反動としての過食

　神経性食欲不振症の経過中に約50％の患者に過食が起こる．発作的に短時間に大量の食べ物を行儀の悪い動物のように食べる．やせて低栄養であることは飢餓状態を意味する．この状態が続くと，生理的に摂食中枢が刺激されて過食期が訪れる．しかし，そのときに体重が増加することを患者が受け入れていない場合は，むちゃなダイエットや嘔吐，下剤の乱用でやせを維持しようとする．それはさらに低栄養状態を悪化させて再びもっとひどい過食をもたらす．

　神経性過食症の発病状況も，最初から過食で発症するよりは食欲低下や意図的なダイエット，あるいは神経性食欲不振症に引き続いて発症するほうが多い．

　過食は，抑えられていた食欲が爆発するような形で起こる．患者の多くは元々食べることが好きで，食品に興味がある．体を飢えさせれば生理的に，本能的に，衝動的に，過食が起こるのは当然である．昼間は，意志の力で食べたい気持ちを抑えることができても，意識レベルの低下したり（寝ぼけた時），抑制が弛む時（家族が不在，夜間）に起こりやすい．

　さらに重要なのは，本人は口では，「過食が憎い」「過食は苦しいのでやめたい」と言いながら，つい手元にある食品を食べつくし，「もういいや」と捨て鉢になり，真夜中にコンビニに買い物に行ったり，料理する時間も持てないで，生や冷凍のまま食べてしまう．衝動的な過食の最中は何も考えず，「頭の中がスーッとして快感でしょう」と尋ねると肯定する返事が返ってくる．つまり，過食は身体的飢餓の反動という生物学的側面と，最高のストレス発散という意味も持っている．

　つらいから過食を始め，過食中は気分が楽になり，過食後は苦しくて後悔し，やせを維持するために嘔吐し，下剤・利尿剤を乱用し，再び身体的飢餓による過食衝動に襲われるというアルコール依存症にも似た悪循環に陥る（図4）．嘔吐や下剤・利尿剤乱用は減量につながり，腹痛や全身倦怠感でさえ，何も考え

図4　過食と嘔吐，下剤乱用の悪循環

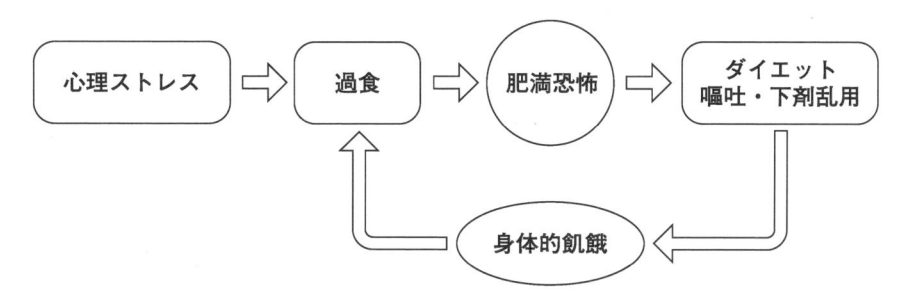

心理ストレス → 過食 → 肥満恐怖 → ダイエット 嘔吐・下剤乱用 → 身体的飢餓 → 過食

ないでいられることから心理的にはかえって楽という患者もいる．

　心理的には，衝動のコントロールが弱く，精神的には空虚感が強く，たえず何かにしがみつき，うつろな心で，何かで体を満たさなければいられない，という特徴が指摘されている．他人の評価を気にし，自己評価が低く自分に自信がないため，やせにおいてだけで自信を持ちたい，自分のSOSを理解してもらえるまではやせていなければならないと考え，過食が起こってもどうにかしてやせを維持しようとする．

## 3. ゆれ動く気分——認識のずれと行動

　患者の気分は，やせという安全地帯に逃げ込んで気分がよいときと，理由もわからず不安というときがあり，不安定で病的なまでの頑固さ，落ち込みやすさ，不眠や悪夢に悩まされたりするが，これも飢えのためである．

　認知障害が現れるが，たとえば，お皿に少し盛ったおかずを見せて同じように盛るように指示すると，故意にではなく大盛りにしたり，また，本人の姿をテレビの画面で見せて，次にいろいろな体型を写し出してどれが本人に近いか選ばせると，一番太った体型を選ぶなどの，物の大小を区別する能力の障害である．また，疲れを疲れとして感じることができなくなる．

　食行動では，その時の気分や感情で摂食状態が変わることがある．すなわち，リラックスした時や外食時には普通に食べることができる．

　また，母親の言う通りにしてきたのにこんな状態になってしまったという恨みや，ほかの何も思うようにならないのなら，母親だけ支配したいという気持

ちから，母親の行動を規制したり，暴力をふるったりする．何かに頼って楽になりたいという心理から，それまで吸ったこともない煙草に手を出すことも多い．自分のお金にはひどいけちになるのに，家族に高い買い物をねだることも多い．これは今の状態が親不孝をしていることを重々知っているものの，すぐに治せないので見捨てられるかもしれないという不安をかかえており，お金で愛情を計っているとも考えられる．別の兄弟姉妹の学費，改築に高額の出費をしているのに，本人にはそうしていないと，親の愛情を計って要求する場合もある．見返りを期待すると要求はエスカレートしやすい．

## 4．やせを維持するための過活動

　体をいたわることなく，マラソン，自転車こぎ，水泳，エアロビクス，縄飛びなどを行い，過剰に活動する．過活動は，飢餓状態のネズミでも見られるように，やせそのものによるものがあるが，やせを維持するためのもの，あるいは，落ち着いた時間ができると自分の問題を深刻に悩むのがつらいために生じると考えられている．

　母親の家事一般に口を出し，時には母親の仕事を代行することがある．完璧主義で母親の家事の仕方が気に入らない，何かしていないと落ち着かず，じっとしていられない，家庭で自分の役割や存在を見出して「病気で迷惑をかけてはいるけれど，家族のためになることもしている」と安心していたい，母親が操作して自分を太らせるような料理を作るのを阻止したいなどの理由からである．しかし，友人とのつきあいやアルバイトや趣味に忙しくなると，家事や調理をやめる．

## 5．深まる孤立感のなかで

　異常な行動と生活のため人に合わせて行動できず，孤立して，自己評価が下がり，不登校，欠勤，他人との交流（電話，会食）を避けるようになる．意志（頭）では高い希望を掲げ，無理をして貫徹しようと思っているが，本音（心）は「疲れたなあ」「だれもわかってくれなくて寂しいなあ」と思っている．表情が固くなり，笑うことも減り，テレビや雑誌を面白がることもなくなる．

これほどの身体症状，精神症状，行動異常のデメリットを抱えて，家族だけでなく本人もつらいことがあるにもかかわらずやせていようとするのは，患者にとっては，やせによるメリットはこれらのデメリットを超えられると思えるからである．時に，体がボロボロになっても，体は消えて心が楽ならいいと言う．「やせは体に悪いことばかりだから」「死んでしまうから」という理由では，患者は簡単には治そうとしない．

> **サイドメモ** **健常人の飢餓実験**

　Keysらは，第二次世界大戦中に志願者を募って24週間のダイエット実験を行った．心理的変化の多くは神経性食欲不振症患者によく似て，思考も会話の内容も食べ物のことばかりで，料理の本を読みふけったり，調理に関心を持ったり，コックになると言いだす者も出てきた．飢餓実験のあと，12週間の再栄養補給が行われ，その後，食事量の制限なしにさらに12週間の観察が行われた．志願者の多くがこの時期に大食をするようになった．しばしばガツガツ食べることをやめられず，満腹感を感じなかった．厳格なダイエットによる飢餓は本症に似た異常な心理や行動を引き起こし，さらに過食の引き金になるといえる．

> **サイドメモ** **栄養と精神症状**

　摂取カロリーの不足は飢餓症候群という精神症状を引き起こす．微量栄養素の不足も種々の精神症状や認知能力の障害を起こす．

| | |
|---|---|
| 抑うつ | 亜鉛，ビタミン$B_1$，ビタミン$B_2$，ビタミン$B_6$，ニコチン酸アミド，マグネシウム |
| 易興奮性 | ビタミン$B_1$，ビタミン$B_6$ |
| 急性錯乱 | リン酸，ナトリウム，ビタミン$B_1$ |
| 幻覚 | 亜鉛，マグネシウム，ビタミン$B_1$ |
| 認知障害 | ビタミンC，ビタミン$B_1$，ビタミン$B_2$，ビタミン$B_6$，ビタミン$B_{12}$，ニコチン酸アミド，亜鉛，葉酸 |

# 3 検査における異常値のみかた

## 1 一般検査での注意点

　栄養不良の程度と合併症を検査し，やせをきたす他の疾患との鑑別のために行う．患者の負担を軽くするために，なるべく血液，尿，便，胸部X線，心電図程度から始める（**表10**）．
　一般検査で認められる異常は低栄養によるものであるが，やせが重症になるまで認められないことが多い．そのため，患者は，「検査では異常がない」と言われたことを受診を拒む理由にするほどである．検査成績の一例を**表11**に示す．

● **血液一般検査**
　白血球数は初期から減少し，ときに1,000以下になる．無菌室隔離は必要ない．貧血は脱水のため重症になるまで目立たず，十分に補液をするとヘモグロビン値が前値の50％にまで減少する例がある．貧血は一般に正球性正色素性で，血清鉄は正常域のことが多い．回復期にはむしろ需要が高まって血清鉄は低下する．血小板数が3万くらいまで減少することもあるが，血小板輸血などの治療は必要ない．骨髄は低形成性である．個々の免疫能検査では，顆粒球殺菌能低下，血清補体価低下，細胞性免疫の低下が報告されている（**図5，6**）．しかし，やせが重症になるまで易感染性を呈することは少ない．
　興味深いことに，やせ始めてから，
　　①感冒に罹患しにくい．
　　②アトピー性皮膚炎や気管支喘息などのアレルギー性疾患が改善する．
　　③過敏性大腸症候群などの他の心身症が軽快することが多い．
などが認められる．②は，神経性食欲不振症に伴う軽度の高コルチゾール血症が関与している可能性がある．

表10　神経性食欲不振症患者に必要な内科的検査

①尿一般
②便（脂肪滴，筋線維，でんぷん顆粒も含む）
③血液一般
④血液生化学（総タンパク，アルブミン，AST，ALT，BUN，クレアチニン，CK，アミラーゼ，Na，K，Cl，Ca，Mg，P，総コレステロール，中性脂肪，血糖など）
⑤尿生化学
⑥炎症反応
⑦栄養アセスメント（プレアルブミン，レチノール結合タンパク，トランスフェリン，微量元素（Cu，Zn，Se，Fe））
⑧内分泌検査
・栄養アセスメント（T 3，IGF-I）
・性腺機能の評価として（LH，FSH，エストロゲン，プロゲステロン〈男性ならテストステロン〉，LHRH試験）
・偽性バーター症候群を疑う場合（レニン，アルドステロン）
⑨心電図，心エコー
⑩胸・腹部単純X線
⑪頭部CTスキャン
⑫上腹部エコー（必要なら上部消化管内視鏡検査）
⑬骨密度と骨代謝マーカー（骨型アルカリフォスファターゼ，尿中NTxやCTx）

● 尿検査

蛋白が陽性になったり，顕微血尿を認めることがある．器質的疾患を認めず，体重が回復すると消失するので，起立性ややせに伴う腎下垂が原因と考えられる．

● 便検査

脂肪滴，でんぷん顆粒，筋線維の検査を行う．これらがみられる場合は，消化機能の低下が合併していると診断される．

● 血液生化学検査

軽症では高コレステロール血症を認める．これは，末梢組織でのコレステロールの利用障害と考えられ，やせが重症になるとトリグリセリドとともに低下する．脱水があるがBUNの上昇を認めないことが多い．低蛋白血症や低アルブミン血症も合併するが，脱水のために重症になるまで目立たず，補液によって急激に低下する．急性の栄養状態の評価のマーカーであるrapid　turnover

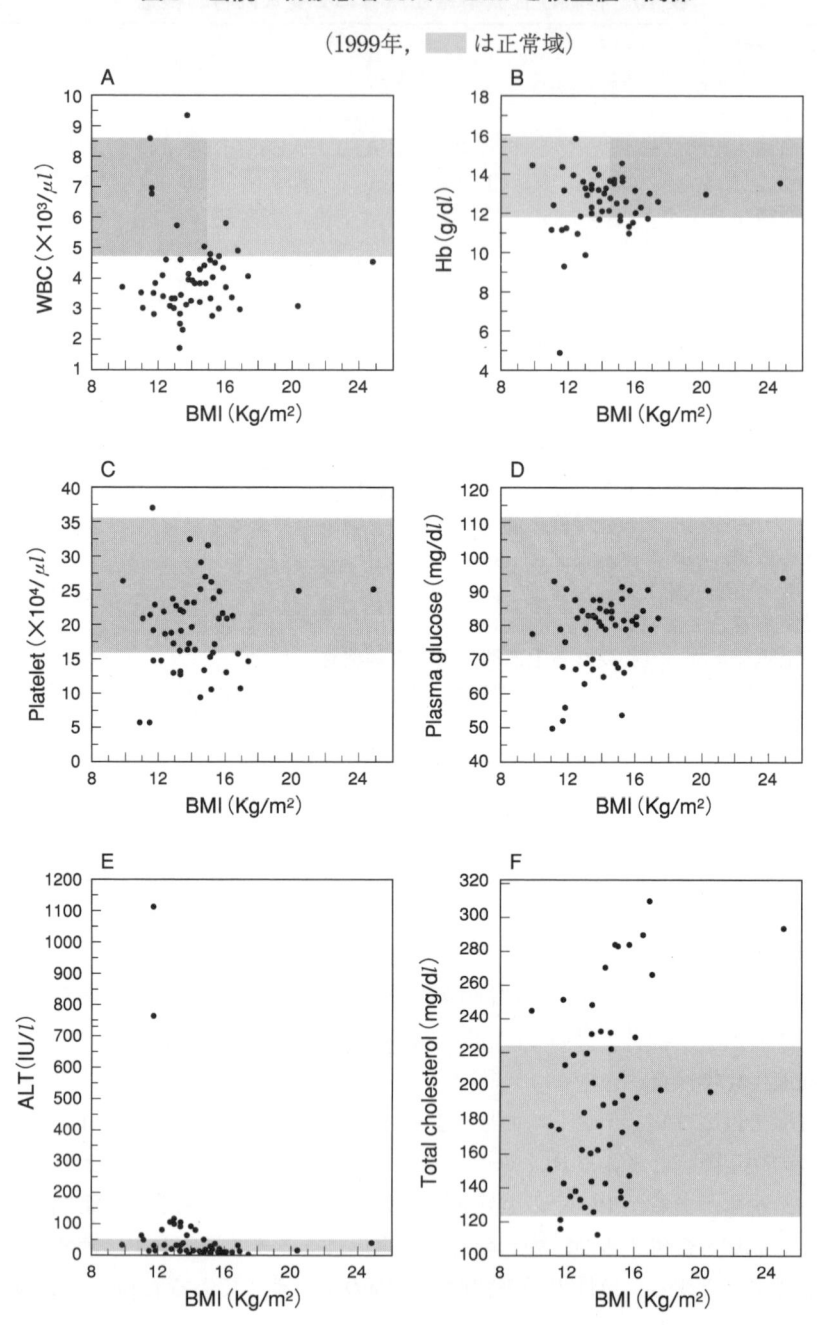

図5 当院の初診患者53人のBMIと検査値の関係

(1999年，▒は正常域)

**図6 小食型と過食浄化型患者のBMIと検査値の関係**

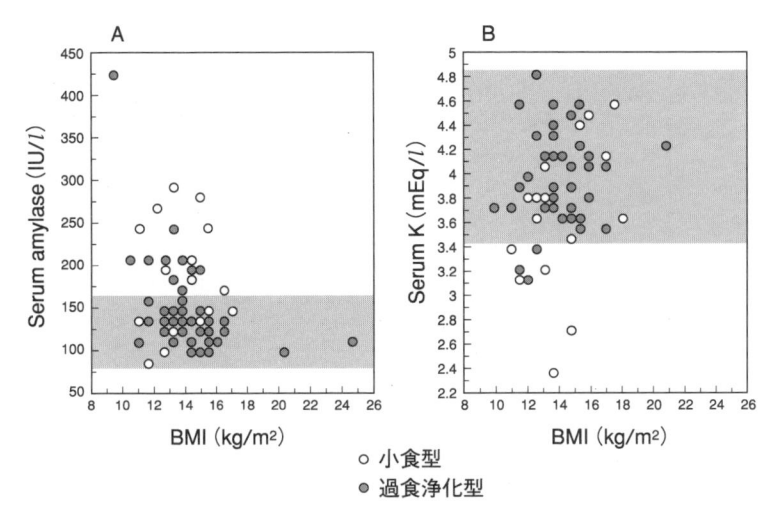

A: Serum amylase (IU/l) vs BMI (kg/m²)
B: Serum K (mEq/l) vs BMI (kg/m²)

○ 小食型
● 過食浄化型

**表11 神経性食欲不振症患者の検査成績の一例**

| 項目 | 正常値 | 測定値 | 項目 | 正常値 | 測定値 |
|---|---|---|---|---|---|
| WBC | $(5.0〜8.5×10^3)$ | $2.5×10^3/\mu l$ | FBS | (70〜100) | 65 mg/dl |
| Hb | (12〜16) | 10.1 g/dl | BUN | (8〜20) | 15.3 mg/dl |
| Plt | $(15〜35×10^4)$ | $5.1×10^4/\mu l$ | Cr | (0.7〜1.3) | 0.7 mg/dl |
| TP | (6.5〜8.2) | 5.9 g/dl | UA | (2.4〜5.9) | 3.8 mg/dl |
| Alb | (3.8〜5.1) | 3.7 g/dl | Na | (135〜145) | 140 mEq/l |
| preAlb[*1] | (21〜43) | 13.1 mg/dl | K | (3.4〜4.9) | 3.1 mEq/l |
| Tranf[*2] | (190〜300) | 114 mg/dl | Cl | (98〜108) | 97 mEq/l |
| RBP[*3] | (2.5〜8.0) | 2.6 mg/dl | Ca | (8.8〜10.6) | 8.0 mg/dl |
| T.Bil | (0.1〜1.0) | 1.1 mg/dl | P | (2.5〜4.3) | 2.1 mg/dl |
| AST | (11〜31) | 688 IU/l | Mg | (1.2〜2.0) | 1.9 mEq/l |
| ALT | (4〜31) | 1108 IU/l | Fe | (55〜180) | 178 μg/dl |
| LDH | (249〜438) | 1368 IU/l | TIBC | (256〜437) | 198 μg/dl |
| chE | (175〜420) | 169 IU/l | TG | (40〜149) | 11 mg/dl |
| γ-GTP | (7〜28) | 267 IU/l | T.chol | (120〜219) | 122 mg/dl |
| Amy | (58〜165) | 144 IU/l | Cu | (68〜128) | 74 μg/dl |
| CPK | (36〜163) | 317 IU/l | Zu | (65〜110) | 37 μg/dl |

( )内は正常値. [*1]プレアルブミン, [*2]トランスフェリン, [*3]レチノール総合タンパク

図7 神経性食欲不振症患者における rapid turnover proteins と微量元素

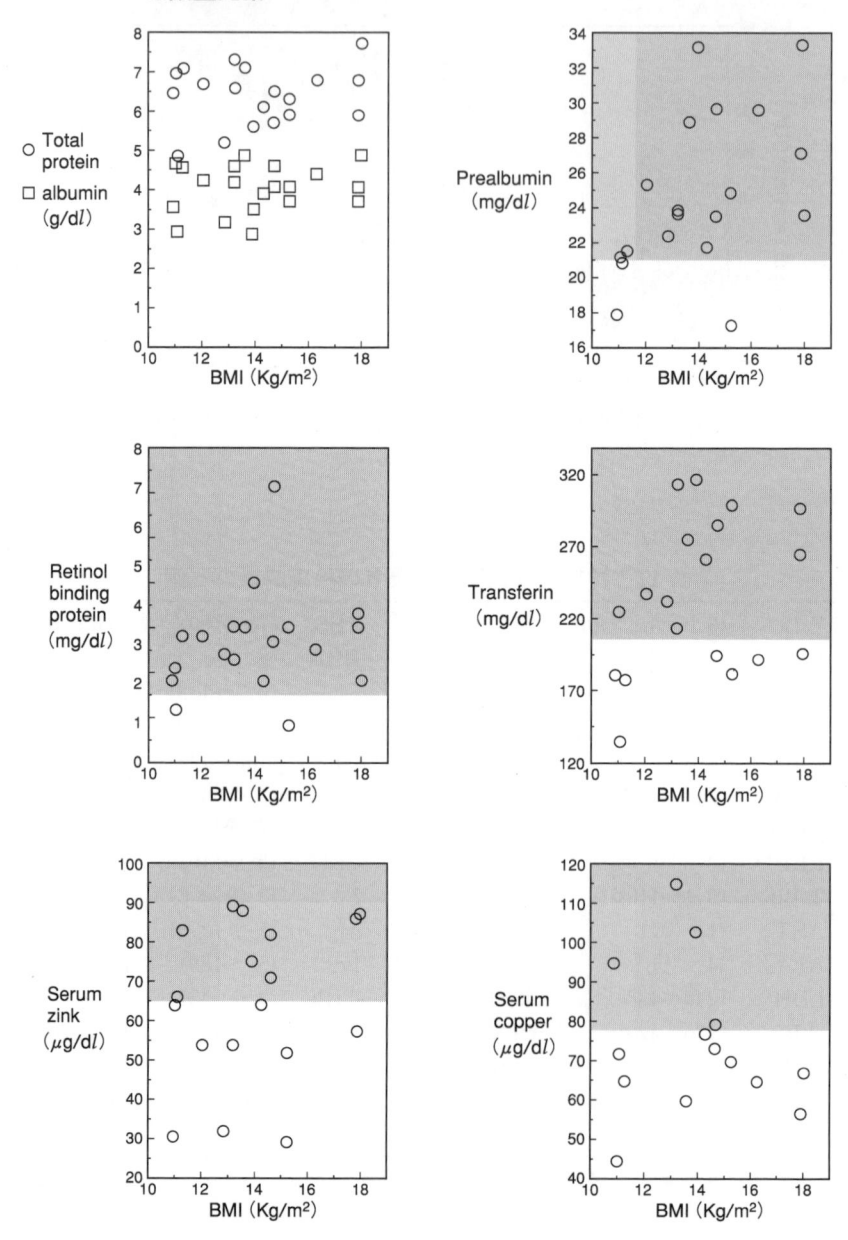

表12 当院の初診患者53人にみられた検査異常所見（1999年）

| 検査異常所見 | | 人（％） | 最小または最高値 |
|---|---|---|---|
| 白血球減少 | $4.0 \times 10^3/\mu l$ 以下 | 29（55） | 1.77 |
| 貧血 | Hb 12 g/d$l$ 以下 | 15（28） | 4.9 |
| 血小板減少 | $15 \times 10^4/\mu l$ 以下 | 12（23） | 5.5 |
| 肝機能障害 | AST 32 IU/$l$ 以上 | 20（38） | 927 |
| | ALT 32 IU/$l$ 以上 | 25（47） | 1,103 |
| 高アミラーゼ血症 | 165 IU/$l$ 以上 | 30（57） | 419 |
| 低カリウム血症 | 3.4 mEq/$l$ 以下 | 7（13） | 2.40 |
| 低血糖 | 70 mg/d$l$ 以下 | 14（26） | 50 |
| 高コレステロール血症 | 220 mg/d$l$ 以上 | 17（32） | 311 |

proteinsも重症になるまで正常下限を切らない（図7）。

嘔吐していると尿中クロール値が低くなり，低クロール血症および低カリウム血症，代謝性アルカローシスを認める．また，小食，嘔吐，利尿剤や下剤の乱用が原因の偽性Bartter症候群が認められる．低カリウム血症による不整脈や，下剤乱用による小腸でのマグネシウム吸収障害による低カルシウム血症のため，テタニーを起こした症例もある．

● 肝機能検査

低栄養のためコリンエステラーゼ値は低下する．ALT，AST，LDH，ALP，γGTPは重症の低栄養では増加し，ALTやASTは1,000 IU/$l$を超えることもある．ただし，GOTmの増加の程度は軽度で，ビリルビン値は上昇しないことが多い．トランスアミナーゼの上昇は細胞壊死によるものではなく，細胞逸脱性と考えられる．また，トランスアミナーゼは4,000〜5,000 kcalのエネルギーを摂取する過食期にも上昇するが，これは過剰栄養に伴う脂肪肝である．血清アミラーゼは上昇することがあり，詳細は次項に述べる．CPKは，重症の低栄養状態に脱水が加わると上昇し，横紋筋融解症を伴うこともある．

当院における1999年の初診患者53人のbody mass index〔BMI＝体重／身長(kg/m$^2$)，以下単位省略〕と検査値の関係を図5に，検査異常値の出現率と，異常値の最低あるいは最高値を表12に示した．

小食型と過食浄化型で統計学的に有意な差を認めた検査値は，血清アミラー

写真3　胸部単純X線所見

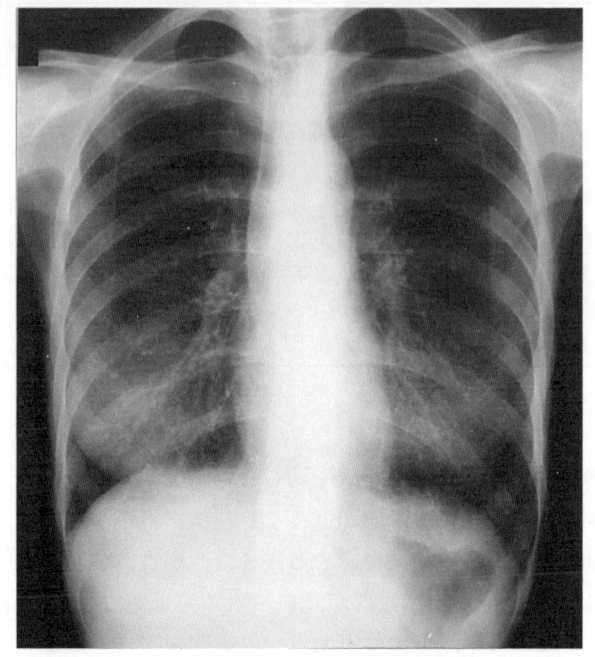

心胸郭比の減少を認める．

図8　心電図所見

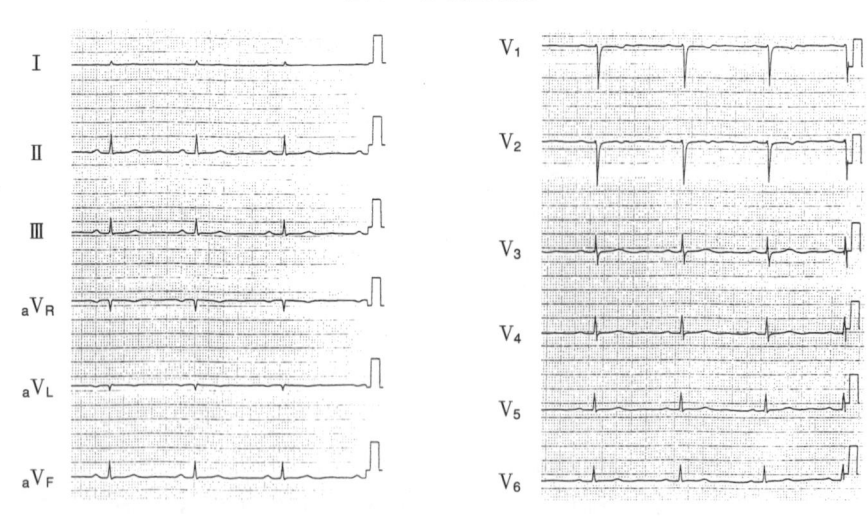

写真4 頭部CTスキャン

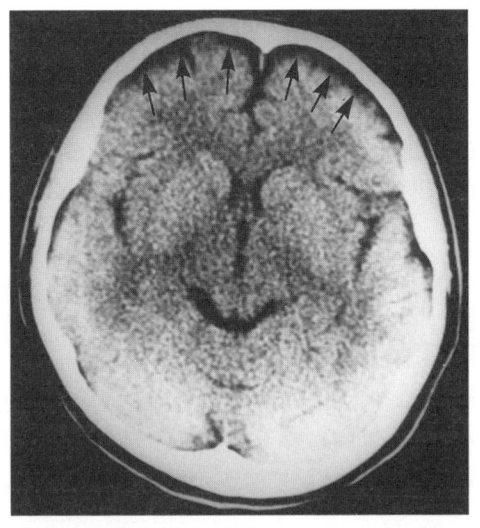

特に前頭葉の萎縮が顕著で，骨と脳の間にはすき間ができている（↑）．

ゼとカリウムであった（図6）．小食型／過食浄化型の血清アミラーゼとカリウム値はそれぞれ，135.3±10.2／167.4±16.4 IU/$l$（Mean±SE）と4.0±0.1/3.7±0.2 mEq/$l$であった．過食浄化型は小食型に比べて，血清アミラーゼ値がより高く，血清カリウムがより低下していたのは，自己嘔吐による唾液腺の刺激によるアミラーゼの分泌亢進と，胃酸喪失によるアルカローシスによって引き起こされる腎臓からのカリウムの喪失による．

● その他の異常

胸部単純X線では，心陰影の縮小を認め，心胸郭比は40％以下になる（**写真3**）．徐脈，低電位差（図8），不整脈，ST-T変化の心電図異常を認め，心エコーでは，心収縮力の低下傾向，僧帽弁逸脱症を認めることがある．胃下垂，胃内容排泄遅延，萎縮性胃炎，嘔吐による逆流性食道炎，胆嚢ジスキネシー，上腸間膜症候群，小腸の吸収障害，大腸の蠕動低下，低カリウム血症による麻痺性イレウスも認める．頭部CTスキャンでは，特に前頭葉の可逆性の脳萎縮（**写真4**）を認め，脳波異常は50〜59％の患者に認められると報告されている．

> **サイドメモ** 白血球減少症に対する GCSF 治療

本症の白血球減少に対して Granulocyte colony stimulatiing factor (GCSF)を使用した報告がある．白血球数は増加したが，再び減少した．

> **サイドメモ** rapid turnover proteins

アルブミンより半減期が短い蛋白質で急性の栄養状態の評価の指標にする．レチノール結合蛋白，プレアルブミン，トランスフェリンで，その半減期はそれぞれ，0.4～0.7日，1.9日，7～10日である．

> **サイドメモ** GOTm

ALT(GPT)は細胞質に限局しているのに対して，AST(GOT)は細胞質(GOTs)とミトコンドリア内に存在する（GOTm）アイソザイムがある．GOTm が上昇するような病態は肝細胞壊死などの強い細胞障害が考えられる．

# 2 1つではない高アミラーゼ血症の原因

低栄養状態で，膵の外分泌異常が認められることはよく知られている．膵管上皮は腸粘膜についで蛋白質の turnover が早い臓器で，正常な形態と機能を保つためには十分な蛋白質が必要である．本症に高アミラーゼ血症が合併した場合は，次のようなことが考えられる．

## 1．過食や嘔吐に伴う唾液腺症由来のもの

嘔吐によって慢性的に唾液腺を刺激しているため，唾液腺の腫脹や疼痛を伴い，約61％で血清アミラーゼ値が上昇する．この場合，S型優位で，他の膵酵素の異常は基本的には伴わない．急に経口摂取が増えた時にも認められ，これは食事を与えられるようになった戦争捕虜が一度に大量の食事をとった時にもみられる現象と同じである．高アミラーゼ血症に対する治療は不要であるが，唾液腺の腫脹と疼痛は，嘔吐を繰り返している時期より嘔吐をやめた直後のほうが著明なこともあり，消炎鎮痛剤を投与する．

## 2. 経口摂取量の急激な増加や過食による再栄養補給性膵臓炎

それまでの小食や低脂肪食のため，膵管内で膵液が濃縮されているところへ，急に経口摂取量が増加したり過食すると，高アミラーゼ血症が出現することがあり，再栄養補給性膵臓炎とよばれる．これは，突然の強い分泌刺激によって膵液が過剰産生され，膵管内圧が上昇して，腺房が破裂することによると考えられている．この場合はP型優位で，他の膵酵素の著明な上昇を伴う．ただ，自覚症状の程度，臨床症状の重症度は，他の原因の急性膵炎より軽症のことが多く，腹痛が全くない場合もあり，経口摂取を続けても，膵酵素が正常化する．稀に過食のたびに急性膵炎に準じる治療を必要とした症例の報告もある．

## 3. 上腸間膜動脈症候群に併発した急性膵炎

本症の50％に，内臓下垂による上腸間膜動脈症候群のため，慢性十二指腸イレウスが合併していると報告されている．急激な摂食，過食によって，さらに十二指腸内圧が上昇し，急性膵炎を併発することがある．この場合アミラーゼはP型優位で，他の膵酵素異常も伴い，治療は本来の急性膵炎に準じる．本人が，摂食後の腹痛や嘔吐を訴える場合は，摂食の強要は控えるべきである．

## 4. やせに伴う高アミラーゼ血症

血清アミラーゼ単独（S型優位）で上昇したり，頻度は少ないもののリパーゼやエラスターゼなどの他の膵酵素の上昇を伴う場合がある．形態学的検査では，はっきりした異常所見には乏しい．図9に自験43例のBMIと血清アミラーゼの結果を示した．急激な過食後の1例と過食嘔吐6例を除いた36例では，低い相関係数（$r=-0.402$，$p=0.016$）ながら，BMIと負の相関を示し，血清膵酵素異常は，体重の増加に伴って早期（週単位）に改善するため，体重減少や脱水と何らかの関連があると推測される．したがって，この場合，治療は栄養療法である．

神経性食欲不振症では，腹痛や自己嘔吐を含めた嘔吐の訴えがあり，症状が頑固なため，血清アミラーゼ値異常とあわせて慢性膵炎と誤診されることがある．誤って低脂肪食の食事療法や薬物療法が行われていることもあるので診断

図9 神経性食欲不振症患者における高アミラーゼ血症

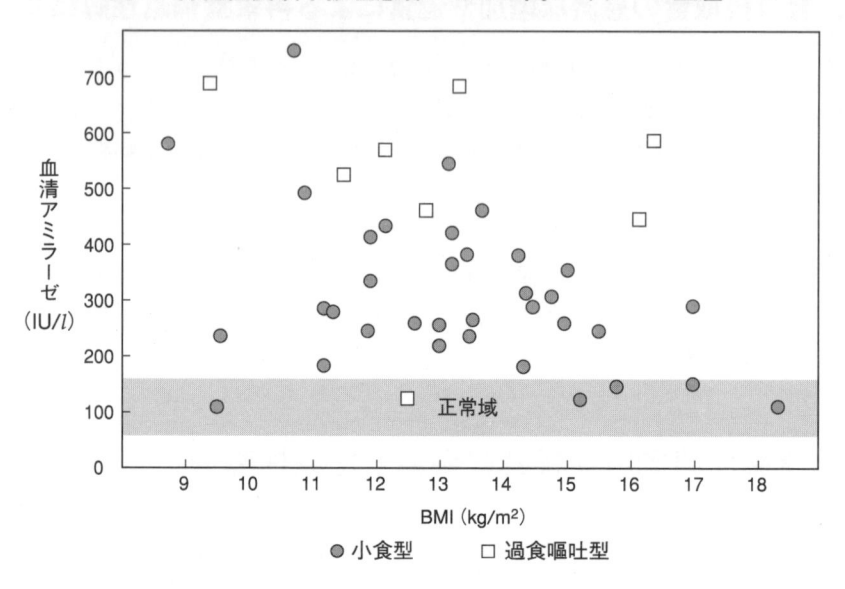

● 小食型　□ 過食嘔吐型

には注意が必要である．

## 3 内分泌学的検査でみられる異常

　神経性食欲不振症は機能的な疾患で，栄養状態や精神症状において幅広いスペクトラムをもつ症候群のため，症例によって，また同一症例でも病期によって，内分泌検査でみられる異常は種々である．**表13**に自験例の内分泌異常の種類と頻度を示した．例えば，血漿成長ホルモン（growth hormone；GH）の高値，血清インスリン様成長因子-I（insulin-like growth factor-I；IGF-I）の低下，トリヨードサイロニン（triiodothyronine；T3）の低下などは体重の回復に伴い正常化することが多いので，やせによる二次的な異常である．しかし，ACTHやコルチゾールの異常は体重が回復した神経性食欲不振症や正常体重の神経性過食症にもみられることから，病因に関連した異常と考えられている．病歴や臨床所見から下垂体機能低下症との鑑別が困難な症例は稀では

表13　内分泌異常の頻度（自験例）

| 内分泌異常の種類 | 頻度 |
| --- | --- |
| 血漿 GH 基礎値高値 | 49.1％ |
| GRF に対する GH 過大反応 | 39.1％ |
| インスリンに対する GH 低-無反応 | 75％ |
| TRH に対する GH 奇異反応 | 12.5％ |
| LHRH に対する GH 奇異反応 | 16.7％ |
| CRF に対する GH 奇異反応 | 11.1％ |
| IGF-I 低値 | 29.5％ |
| T 3 低値 | 76.6％ |
| TRH に対する TSH の低〜無反応 | 50％ |
| 午前中血漿コルチゾール高値 | 50％ |
| コルチゾールの日内変動の消失 | 81.8％ |
| 0.5 mg デキサメサゾンによる抑制不良 | 50％ |
| CRF に対する ACTH，コルチゾールの低〜無反応 | 71.4％ |

あるが，両疾患は GH，ACTH，コルチゾールの基礎値だけで鑑別できると言っても過言ではない．実際の臨床では，栄養状態の評価のために血清 IGF-I，T 3 を定期的に測定する．また，性腺機能の回復を評価するために，血漿ゴナドトロピン（lutenizinghormone；LH と follicle stimulating hormone；FSH），エストラジオールやプロゲステロン値を測定したり，ゴナドトロピン分泌刺激（LHRH）試験を行うことが多い．

## 1. 成長ホルモン系の異常

　健常人でも 5 日間の絶食をすると血漿 GH は 12 ng/ml 程度まで上昇する．神経性食欲不振症では GH の基礎値は約 49％が 5 ng/ml 以上に上昇しており，100 ng/ml 以上になることもある（図10）．やせの程度と GH 基礎値には負の相関がある（$r=-0.665$，$p=0.0007$）．しかし時に，GH 基礎値は摂取エネルギーの改善に伴い，体重の変化なしに数日で正常化することがあり，体重以外の何らかの栄養状態を示す因子と関連があると考えられる．低栄養状態では肝臓での IGF-I の産生が低下するため，本症では血清 IGF-I が低下していることが多い．早朝空腹時の GH と IGF-I には有意な負の相関を認めるため（$r=-0.831$，$p<0.0001$）（図11），IGF-I の GH に対する negative feedback の

図10 血漿GH基礎値とbody mass index（BMI）の相関

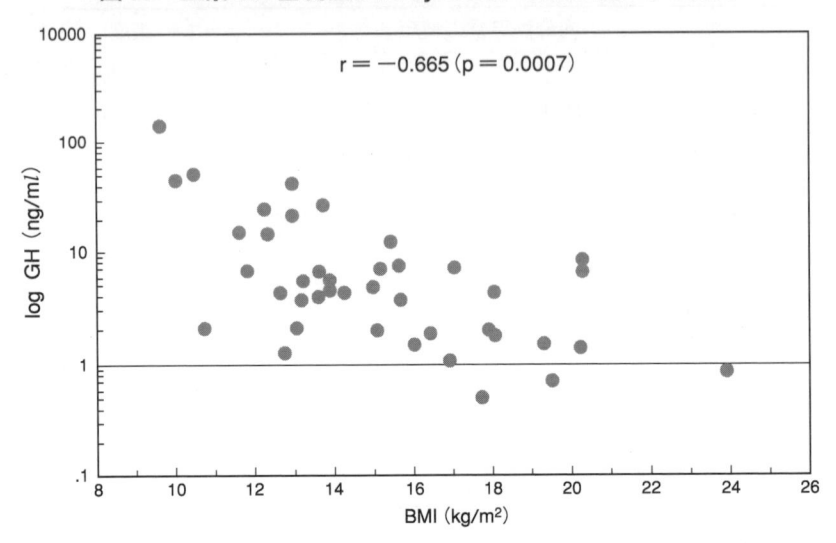

図11 血漿IGF-I基礎値と血漿GH基礎値の相関

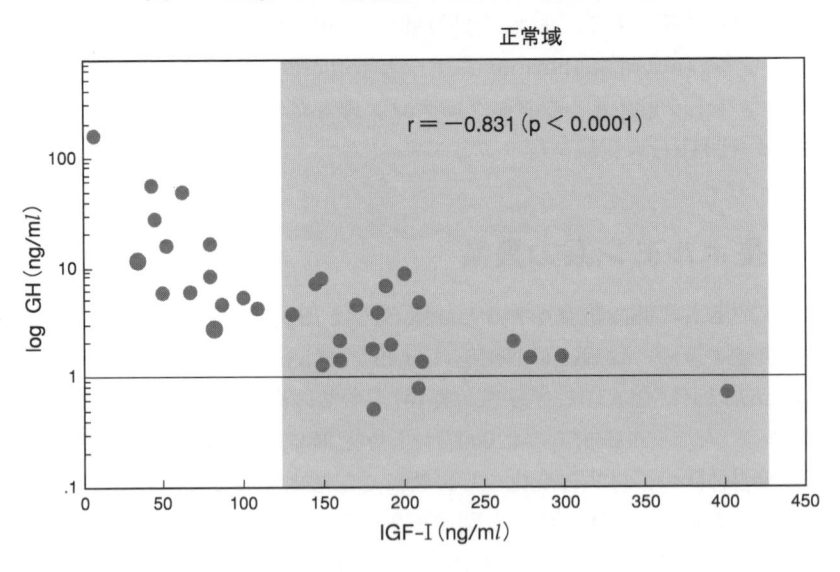

解除によってGH分泌が促進されていると考えられる．

　IGF-Iは血中や組織中でIGF-binding protein（IGFBP）に結合して存在す

図12 神経性食欲不振症に伴う成長障害の一例

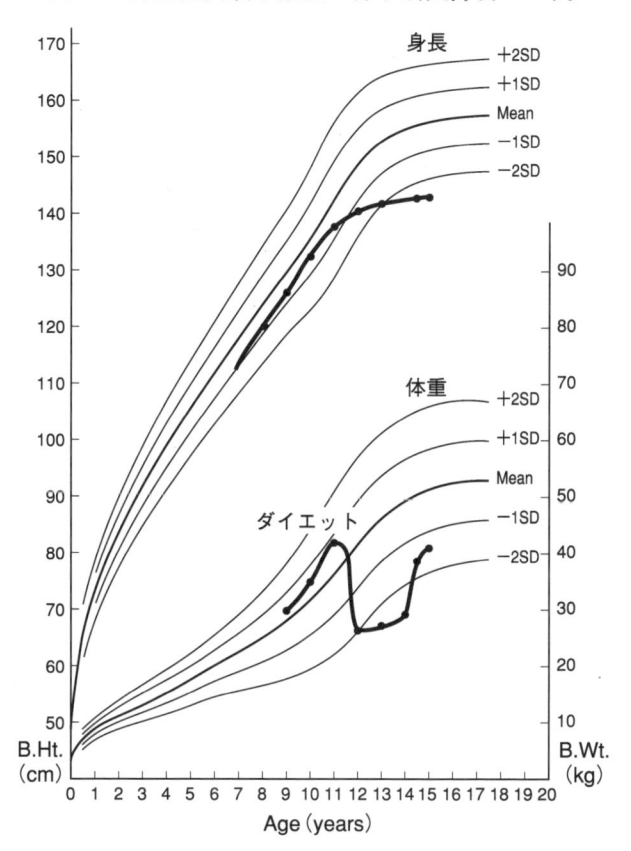

るが，神経性食欲不振症では体重の低下に伴い血清 IGFBP-1 と 2 は増加し，GH-binding protein や IGFBP-3 は低下し，栄養状態の改善に伴い正常化する．成長期の神経性食欲不振症患者では，成長障害を認める．患者数の多い欧米では，成長障害は以前から指摘されてきた．著者も最近，13歳以下での発病例を経験するようになり，その重要性に気がついた．図12に示したのは，現在15歳の女性の成長曲線である．11歳からダイエットを開始し，それと同時に身長の伸びが鈍化している．その後，体重は回復し，月経も再来したが，身長の catch-up growth は十分ではなく，低身長である．思春期の女子の身長の伸びのスパートは10歳半から始まり，初潮前後が身長の伸びが最大にな

る．そのために，この期間に発病すると，最終身長に影響を及ぼすと考えられる．その機序は IGF-I の低下が関与していると考えられる．さらに，体重増加のスパートは身長のスパートに約 6 カ月遅れる．そのため，女子では身長が伸びた時の体型に憧れ，体重のスパートを肥満と誤まって認識していることがある．

　growth hormone-releasing hormone（GRH）の静脈内投与（GRH 試験）では，GH は過大反応を示す．本症では，本来反応しないホルモンに対して GH 分泌が刺激される奇異反応が認められる．陽性の判定を，GH の反応頂値もしくは反応量を 5 ng/ml 以上とすると，自験例で最も頻度が高いのは LHRH に対する 38.9％，ついで TRH に対する 16.7％，CRF に対する 6.7％であった．1980～1981 年の厚生省研究班統計では，奇異反応を示す症例のほうが予後が悪いと報告されている．しかし，著者らが行った，CRF，TRH，LHRH のいずれかに奇異反応を示した 9 例と，いずれにも奇異反応を示さなかった 9 例の比較では，発症年齢，病脳期間，検査時の BMI，T 3 値，GRH，CRF，TRH，LHRH への反応に差を認めなかった．ただし奇異反応群は，非反応群に比べて GH 基礎値は有意に高値で（14.84±6.92 ng/ml vs 3.81±1.07），嘔吐，下剤の乱用などの行動異常をより多く認めた．血漿 GH 基礎値が上昇していることが奇異反応を起こしやすくしているといえる．

## 2. TSH 系の異常

　健康人でも 24 時間の絶食で，血中 T 3 は低下する．この場合，脂肪や蛋白食を摂取させても T 3 は上昇しないが，炭水化物を摂取させると改善する．この低 T 3 症候群は，サイロキシン（thyroxine；T 4）を生物学的活性の弱いリバース T 3 により多く転換することで生体の消耗を予防するという，言わば飢餓状態にある生体の合目的防御機構である．本症では血中 T 3 は 76.6％で低下しており，T 4 の低下を伴うこともある．T 3 と体重の減少率には逆相関を認めたという報告があるが，著者らの検討では，体重は増加しなくても，エネルギー摂取量が増加すると T 3 は上昇するため，両者間に統計学上高い相関を認めなかった．

　血清 TSH の基礎値は健常人でも 3 日間の飢餓で低下し，TSH 放出ホルモン（TSH releasing hormone；TRH）に対する TSH の反応性の低下を認め

る．神経性食欲不振症では血漿 TSH は正常または低下と報告されているが，10 μU/ml 程度上昇する例もある．また，急激な栄養状態の改善時に，一過性の T3 と T4 の上昇と TSH の抑制を認め，臨床的にも暑がり，発汗過多，動悸などの甲状腺機能亢進症状を伴うことがある．

## 3. プロラクチン系の異常

本症では，プロラクチン（prolactin；PRL）分泌を刺激する向精神薬や消化器病薬が投与されていないにもかかわらず，PRL 基礎値が上昇している例がある．健常人では，デキサメサゾン（DXM）により血中 ACTH やコルチゾール（F）だけではなく，PRL も 50％以下に抑制される．本症ではうつ病と同様に 1 mg の DXM による PRL の抑制が不良と報告されている．著者らは，0.5 mg の DXM を投与したところ，20 歳代の健常女性では PRL は平均 68％に抑制されたが，11 例の神経性食欲不振症中 8 例で PRL はまったく抑制されなかった．この抑制の有無は ACTH，F の変化と必ずしも一致しなかった．DXM による PRL 抑制の機序は明らかでないが，PRL の基礎値の上昇，TRH に対する良好な反応と考え合わせ，ドーパミン抑制系の障害と推測される．

## 4. ACTH 系の異常

低栄養状態ではコルチゾール（cortisol；F）分泌量は低下しているが，代謝が遅延するため血漿 F は上昇し，日内変動が消失して DXM に抑制されにくくなる．神経性食欲不振症でも血漿 F の基礎値は健常者より高く，午後 8 時の F が 7 mg/dl 以下に低下するという正常の日内変動を示すのは 10 例中 1 例のみで（**図 13**），DXM による抑制は 11 例中 8 例で不良で（**図 14**）あった．尿中 17α ヒドロキシコルチコステロイド（17 OHCS）は正常ないし低下しているが，尿中 free F は上昇していることが多く，F の代謝の遅延だけではなく分泌量も増加していると考えられる．本症では 100 μg の corticotropin-releasing factor（CRF）の静脈内投与（CRF 試験）に対する ACTH と F は無ないし低反応である（**図 15**）．著者らは，神経性食欲不振症患者の脳脊髄液中の CRF 様免疫活性が，椎間板ヘルニアなどの非内分泌疾患患者の値に比べ

**図13** 神経性食欲不振症における血漿コルチゾールの日内変動

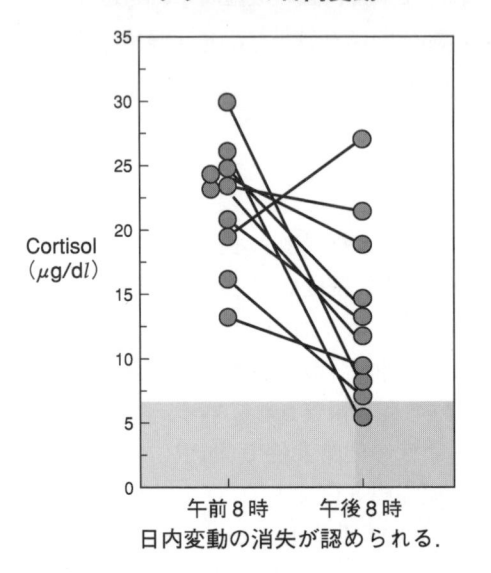

日内変動の消失が認められる．

**図14** 神経性食欲不振症におけるデキサメサゾン抑制試験

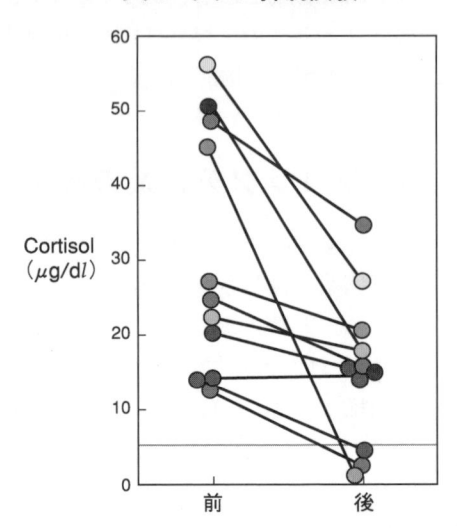

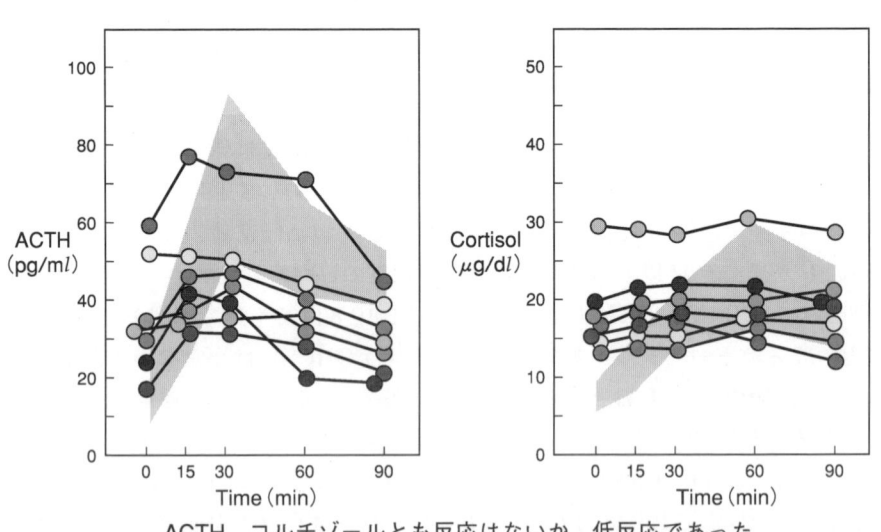

**図15** 神経性食欲不振症患者における CRF 試験

ACTH，コルチゾールとも反応はないか，低反応であった．

**図16 神経性食欲不振症患者の脳脊髄液中CRF濃度**

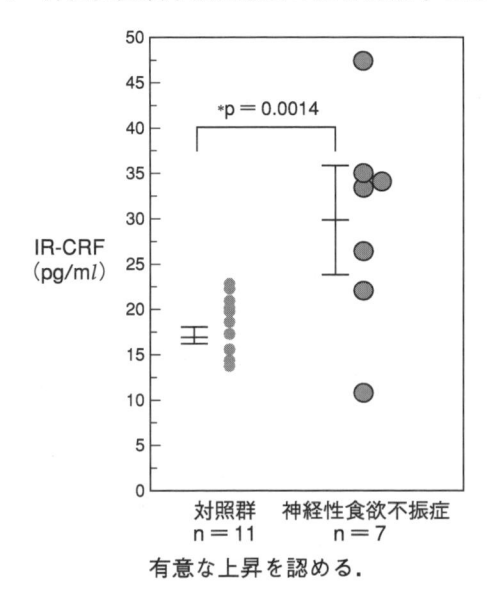

IR-CRF (pg/m$l$)

*p = 0.0014

対照群 n = 11　　神経性食欲不振症 n = 7

有意な上昇を認める．

て有意に上昇していることを明らかにした（図16）．

　以上のように，ACTHおよびFの基礎値が上昇し，外因性CRFへの反応が不良で，脳脊髄液のCRF値が高いことは，CRFの過剰分泌があることを示している．生体のストレス反応の主たるメディエーターがCRFであることから，ストレスが発病に強く関与している本症でCRFの過剰分泌が存在することは十分考えられる．

### サイドメモ　CRFの中枢作用

　ラットの脳室内にCRFを注入すると，ラットがストレス状態に置かれた時の生体反応を再現することができる（図17）．また，CRFを慢性投与すると，体重が減少する．ヒトのストレスは身体的というより心理的なものである．ラットをcommunication box systemという床に電気ショックを与えるグリッドが装着してある9室からなるbox（図18）に入れると，床がアクリル板で蔽われているラットは，自分は電気ショックを受けないが，3方向に透明な壁

図17 CRFのラットにおける中枢作用

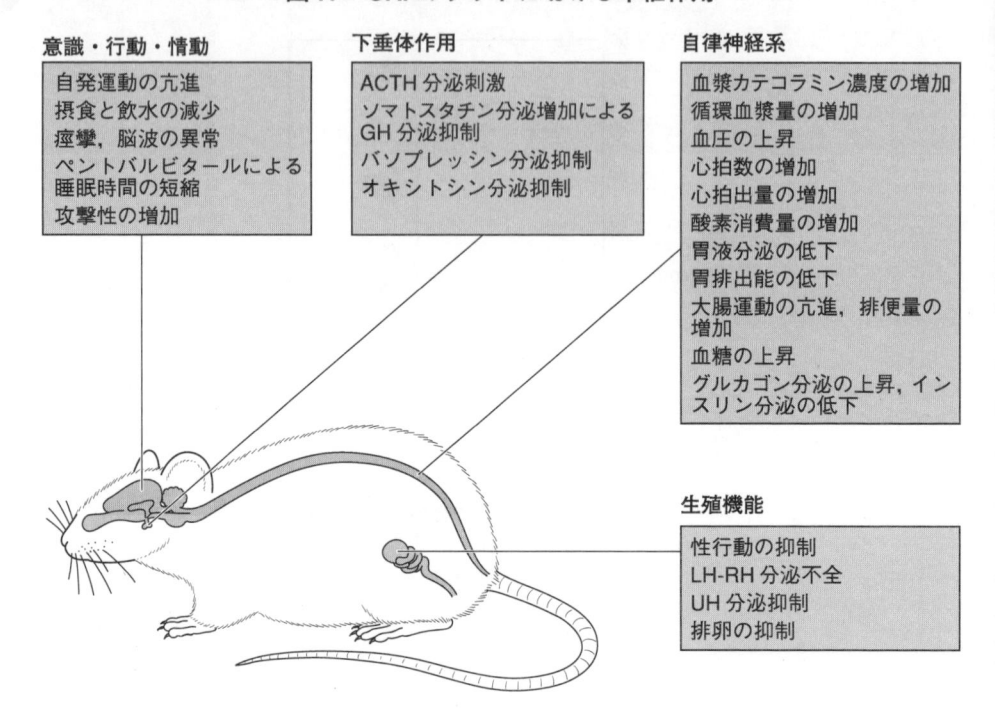

**意識・行動・情動**
自発運動の亢進
摂食と飲水の減少
痙攣，脳波の異常
ペントバルビタールによる
睡眠時間の短縮
攻撃性の増加

**下垂体作用**
ACTH 分泌刺激
ソマトスタチン分泌増加による
GH 分泌抑制
バソプレッシン分泌抑制
オキシトシン分泌抑制

**自律神経系**
血漿カテコラミン濃度の増加
循環血漿量の増加
血圧の上昇
心拍数の増加
心拍出量の増加
酸素消費量の増加
胃液分泌の低下
胃排出能の低下
大腸運動の亢進，排便量の増加
血糖の上昇
グルカゴン分泌の上昇，インスリン分泌の低下

**生殖機能**
性行動の抑制
LH-RH 分泌不全
UH 分泌抑制
排卵の抑制

を通して苦しむ兄弟ラットの姿を見る．これは純粋な心理ストレスとみなされ，これらの処置をされると摂食量と体重の伸びが減少し，イライラし落ち着かなくなって動き回る．これらのラットに，処置前にあらかじめ CRF 受容体拮抗薬を投与すると，ストレスによって惹起された現象は阻止される．

## 5．ゴナドトロピン（gonadotoropin）系の異常

　脂肪組織はテストステロンからエストロゲンへの転換が行われる場であるため，理想体重の 10〜15％の体重減少により，正常な月経周期を保つために必要最低限の体脂肪が減少して無月経を生じる．最近，脂肪組織から分泌されるレプチンが性腺機能を刺激することが明らかにされている．

　著者の無月経を呈した初診患者 57 人では，初潮年齢は 12.5±1.4 歳（Mean±SD）で，日本人女性の初潮年齢の平均と同じであった．無月経年齢

図18 Communication box system によるラットのストレス実験

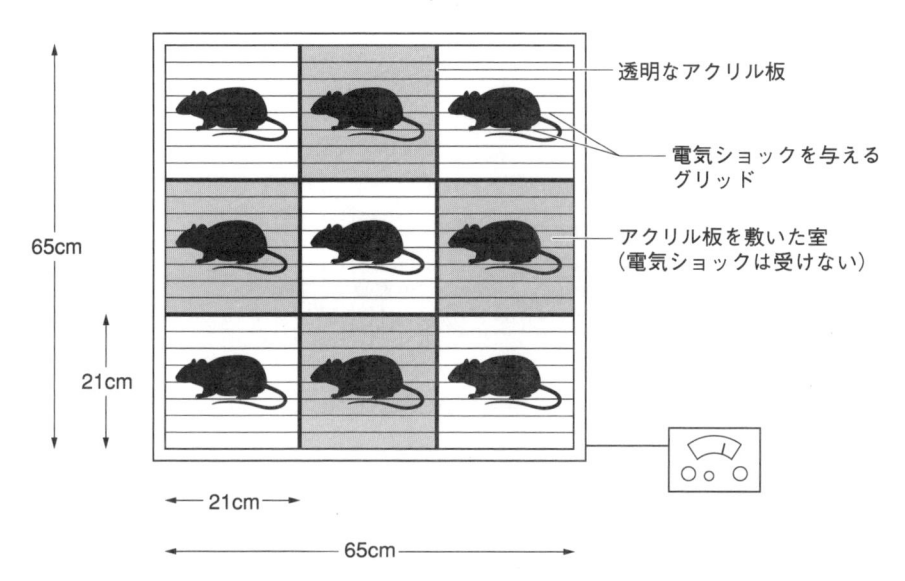

透明なアクリル板
電気ショックを与えるグリッド
アクリル板を敷いた室（電気ショックは受けない）

65cm
21cm
21cm
65cm

　は18.2±5.3歳（11.5〜38歳）で，初診時までの無月経期間は2.1±3.1年（0.1〜17.4年）であった．無月経の生じた時期は，体重減少の始まる前が10人（17.5％），体重減少が始まった月が14人（24.5％），体重減少後が33名（58％）であった（図19）．体重減少の始まる前と同時が40％で，無月経の原因は体重減少性では説明できない．
　発病前の最高体重は標準体重の94.6±10.6％（68.5〜117.8％）で，発病時の体重は標準体重の90.0±10.3％（65.8〜114.6％）であった．ダイエットがきっかけで発病した患者は，「太っていると思ったから」「足が太いと思ったから」と言うが，発病時の体重は標準体重の下限であり，患者のボディーイメージの歪みがうかがえる．無月経時の体重は41.6±5.5 kg（31〜57 kg）で，これは標準体重の77.7±10.1％（56.8〜108％），日本人女性の初潮時の平均体重と同等であった．また本症では，他の消耗性疾患の無月経に比べて，体重が回復しても月経の再来にはさらに長期間を要する．ゴナドトロピン（luteinizing hormone；LH と follicle stimulating hormone；FSH）の分泌を刺激するゴナドトロピン放出ホルモン（gonadotoropin-releasing hormone；GnRH,

**図19 神経性食欲不振症患者の無月経発症の時期**
（1999年当院初診患者57人）

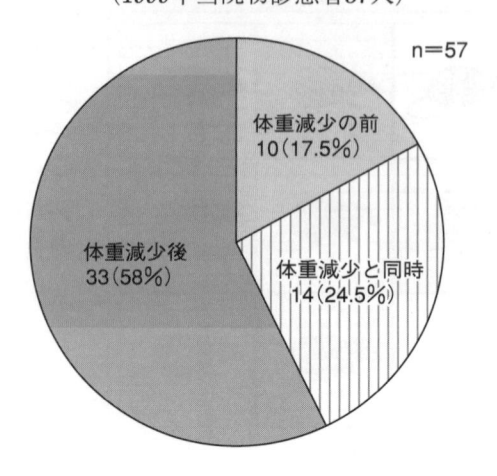

n＝57
体重減少の前 10（17.5％）
体重減少と同時 14（24.5％）
体重減少後 33（58％）

あるいは LH-releasing hormone；LHRH）は約2時間毎にパルス状に分泌されているが，神経性食欲不振症では，GnRH の基礎分泌量の低下とパルスの頻度が減少している．ストレスで分泌される CRF は GnRH の分泌を抑制してゴナドトロピンの分泌を低下させるので，本症の無月経の原因は体重減少だけでなく，本症の病因である心因性ストレスが関与していることが示唆される．ただ，このような症例でも血漿 LH，FSH の基礎値や GnRH に対する反応性は，その後の低体重の影響を受けると考えられる．

本症では，血漿ゴナドトロピンも健常女性に比べると有意に低下している．血漿 LH と FSH は高感度のアッセイで測定しており，それぞれの最少測定感度は 0.5 mIU/m$l$ と 0.2 mIU/m$l$ である．血漿 LH と FSH はそれぞれ BMI が 15 と 14 以下の症例では測定感度以下の例が多かった．BMI の増加に伴い漸増し，BMI 19 以上で，それぞれ 5.4±1.7 mIU/m$l$，7.9 mIU/m$l$ に到達した．基礎値は LH＜FSH であり，これは性腺の未熟さを表している．GnRH に対する LH の反応量は BMI 16 以下では有意に低かった．BMI が 16〜18.5 では LH および FSH の過大反応を認める例があり，それらはその後月経の回復を認めるので，性腺機能の回復期を示していると考えられる．

血漿エストラジオール（estradiol；E2）やプロゲステロン値も低下してい

る．血漿エストラジオールは，BMI が 15 kg/m² 以下の重症の低体重患者では，従来の測定法では測定感度（10 pg/m$l$）以下のことが多かった．最近開発された高感度測定法（最少測定感度 1.36 pg/m$l$）で検討した結果を図 20 に示した．また，同時に測定したゴナドトロピン（LH と FSH）および血清 IGF-I 値を図 21 に示した．血清エストラジオールは，BMI が 11 kg/m² 以下の極度の低体重例では 1.57±0.15 pg/m$l$（平均±SE）で，BMI の増加に伴い高くなり，BMI が 15～16 kg/m² では 8.83±2.12 pg/m$l$，BMI が 16～17 kg/m² では 12.7±2.8 pg/m$l$ であった．男性例では，ひげ剃りの回数が減少したり，インポテンツを自覚し，血漿テストステロン値は 100 ng/d$l$ 程度に低下する例もある．

## 6．内分泌機能の回復にはずれがある

以下に体重増加に伴う典型的な内分泌機能の回復パターンを示す．

症例は 21 歳の神経性食欲不振症の患者で，161 cm，28 kg で来院した．T3 は 45 ng/d$l$，血漿 ACTH と F の基礎値はそれぞれ 52 pg/m$l$ と 32 μg/d$l$ で，

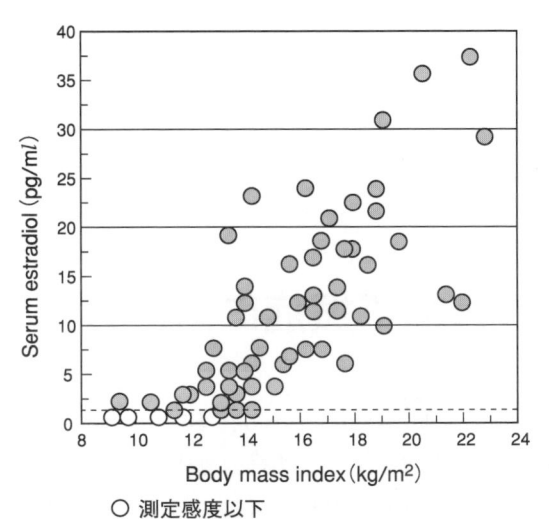

図20　高感度測定法による血漿エストラジオールの検出

○　測定感度以下

**図21 エストラジオール，ゴナドトロピン，血清IGF-Iの関係**

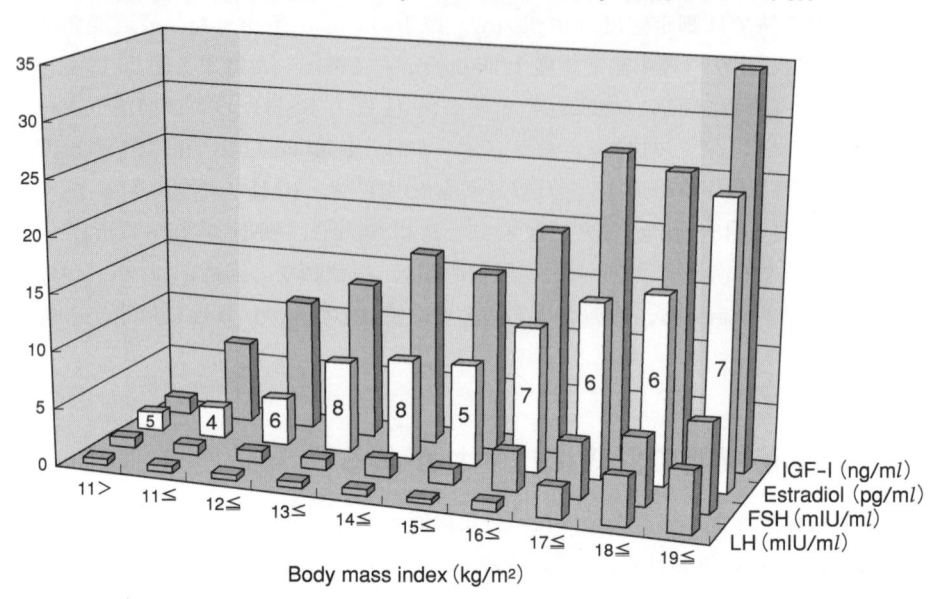

CRFに無反応，IGF-Iは68 ng/ml，GH基礎値は69 ng/mlで，GRHに過大反応した．入院後1,600 kcalの食事を摂取でき，1カ月で体重が31.3 kgになり，T3は80 ng/dl，IGF-Iは110 ng/ml，GHは5 ng/mlで，GRHに対する反応は正常化した．6カ月後の体重が44 kg時，GnRHに対するLHとFSHの過大反応がみられた．しかし，11カ月後の体重が54 kgの時でさえACTHとFは基礎値はやや低下したもののCRFに低反応で，月経が発来した後ようやく正常反応に回復した．このように，各ホルモンの正常化の時期にはずれが認められた．

## 4 神経性食欲不振症に合併した骨粗鬆症

　神経性食欲不振症の主要な合併症であり，かつ後遺症として問題になるのは骨粗鬆症である．約50％の患者で，腰椎の骨密度は同年齢の対照群の正常下限より低下し（**図22**），骨折率が高い．また，重症の骨密度低下例では，体重

と月経が回復して5年を経過しても，いまだ骨密度は同年齢の正常下限に達していないことがある．骨粗鬆症の予防は，15～30歳までに骨のカルシウム量（peak bone mass）を最大にすることのみである．その後は，年齢とともに，特に閉経期には急激に骨のカルシウムが減少する．本症における低体重，低栄養，低エストラジオール血症，高コルチゾール血症，不足したあるいは過激な運動はすべては骨のカルシウム減少の原因になる．

著者らの検討では，骨粗鬆症の最大の危険因子は低体重期間や病前体重，病悩期間中の最低体重であり，低体重が重要な因子であることが明らかになった（**表14**）．さらに，骨密度の回復も体重に規定され，骨密度の変化量はBMIと高い相関を示し，骨密度の変化が正に転じるのはBMIが16.4±0.3（Mean±SE）になった時であった（**図23**）．すなわち，体重をこれ以上に増加させることによって，骨密度の減少を阻止できるといえる．

本症に伴う骨粗鬆症の成因は，骨吸収の亢進と骨形成の低下である．骨形成マーカーとして血清オステオカルシンを，骨吸収マーカーとして尿中クロスラプス排泄量を測定すると，BMIが16.5以下では，BMIの低下に伴って血清

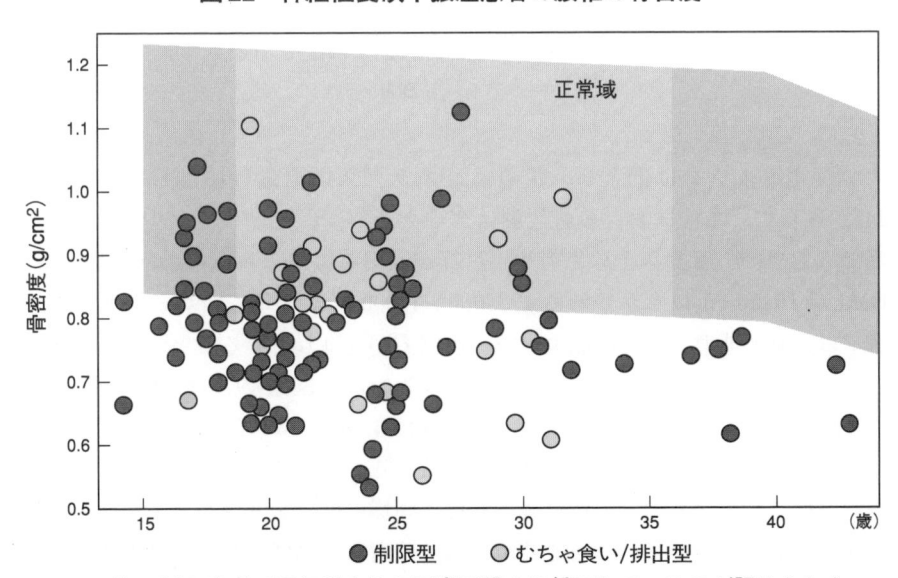

**図22　神経性食欲不振症患者の腰椎の骨密度**

約50％の患者で同年齢女性の正常下限より低下しているのが認められた．

**図 23 神経性食欲不振症患者の骨密度の回復と BMI の関係**

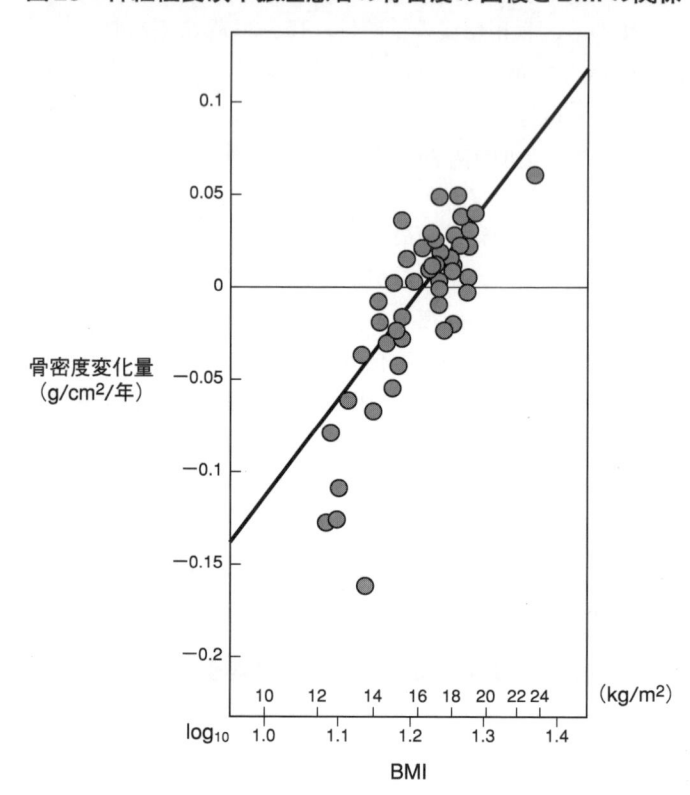

オステオカルシンは低下し,尿中クロスラプス排泄量は増加している(図24).さらに,本症における骨代謝はダイナミックに変化しており,今だ無月経でも BMI が 18.5 以上の患者や,月経が回復して 1 カ月以内の回復患者や,BMI が 16.5 以下にもかかわらず 3,000〜4,000 kcal 摂取している過食期の患者では,骨形成および骨吸収マーカーの両方が亢進していることが明らかになった.骨形成マーカーの血清オステオカルシンは,BMI のみならず血清 IGF-I や IGFBP-2 と有意な相関を示し,栄養状態に規定されているといえる.

エストロゲンは強力な骨吸収抑制因子である.本症では血清エストラジオール値が低下しているので,閉経後の女性と同様に低エストラジオール血症が骨吸収の亢進に関与している可能性がある.著者らの高感度測定法による検討では,血清エストラジオール値測定感度の 1.36 pg/m$l$ 以下から約 2.8 pg/m$l$ に

**図24 神経性食欲不振症患者における骨代謝**

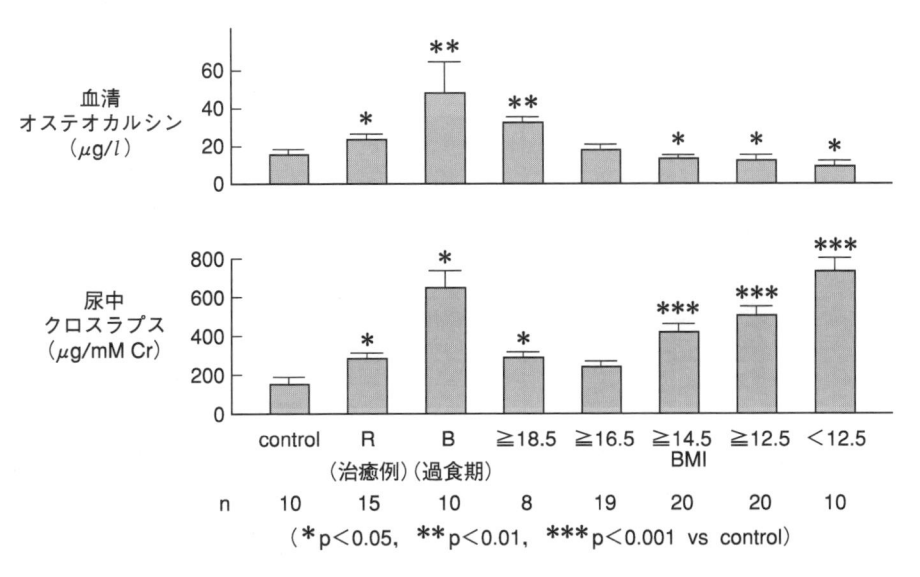

(*p<0.05, **p<0.01, ***p<0.001 vs control)

**表14 神経性食欲不振症患者の骨密度の低下の危険因子(N=51)**

|  | 相関係数(r) | P |
| --- | --- | --- |
| 年齢 | −0.258 | 0.0678 |
| 発病年齢 | 0.081 | 0.8921 |
| 無月経開始年齢 | −0.008 | 0.9530 |
| 身長 | 0.093 | 0.5101 |
| 病前の body mass index（BMI） | 0.526 | 0.0002 |
| 罹病期間の最少 BMI | 0.599 | <0.0001 |
| 検査時の BMI | 0.396 | 0.0015 |
| 罹病期間 | −0.439 | 0.0012 |
| 無月経の期間 | −0.404 | 0.0043 |
| BMI≦15 kg/m²の期間 | −0.652 | <0.0001 |
| BMI≦16 kg/m²の期間 | −0.647 | <0.0001 |
| BMI≦17 kg/m²の期間 | −0.621 | <0.0001 |

上昇するだけで骨吸収マーカーは有意に低下した．非常に低濃度の血清エストラジオールが重要なことがわかる．また，血清エストラジオール値が7〜9 pg/ml で骨吸収マーカーは健常女性レベルに低下した．0.625 mg のプレマリ

**図 25　カルシウムと 1α(OH) ビタミン D3 の治療効果**

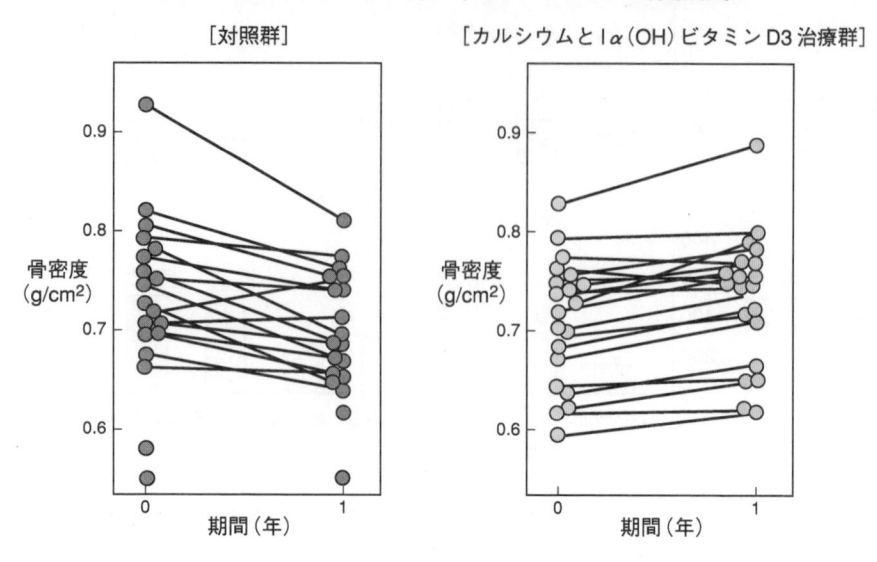

[対照群]　　　　　　　　　　[カルシウムと 1α(OH) ビタミン D3 治療群]

ンと 5 mg のプロベラによる女性ホルモン補充療法では，体重が標準体重の 70％以上の患者では骨密度の回復を促進せず，70％以下の患者では骨密度の低下を阻止できたとの報告がある．著者らは，BMI を 16.5 以上にすることが，内因性のエストロゲンも IGF-I 分泌も増加させ，骨代謝のバランスに重要と考えている．しかし，BMI を速やかに増加できない患者においては，骨粗鬆症の進行を阻止するために，カルシウムと 1α(OH) ビタミン D3 が有効である（図 25）．

（サイドメモ）**尿中クロスラプス排泄量**

　タイプ 1 コラーゲンの C 末端テロペプチドの 8 個のアミノ酸で，従来の優れた骨吸収マーカーといわれているデオキシピリジノリンより鋭敏である．この尿中クロスラプス（CTx）と N 端テロペプチド（NTx）は保険適用である．

## 5 その他の異常

　神経性食欲不振症では，体重に依存して空腹時血糖は低く，標準体重の50％以下では50 mg/dl 以下のこともある．慢性の低血糖のため意識障害が起こるが，その程度は軽く，記銘力低下や緩慢なしゃべり方で気づかれる．ただし，空腹時血糖が25 mg/dl でも意識清明の症例も経験している．肝のグリコーゲン貯蔵は減少しているため，夜間や食事を1回抜くと低血糖の症状が出現することがある．ただし，通常の低血糖時にみられる交感神経刺激症状を欠くことが多く，これはインスリン低血糖試験時にも経験される．インスリンの基礎値は低下しているため，経静脈性高カロリー栄養法導入時にエネルギー量を漸増しないと高血糖を合併しやすい．

　75 g 経口ブドウ糖負荷試験（oral glucose tolerance test；OGTT）においては神経性食欲不振症では糖尿病型や境界型，血糖の上昇が90分以降に遅延する型，血糖の有意な上昇を認めない型などがみられる．75 g OGTT で血糖の有意な上昇を認めない患者に，経静脈性にブドウ糖を投与（IVGTT）したところ，正常の血糖とインスリンの反応が認められることより，75 g OGTT で血糖上昇の生じない機序には，消化管の運動障害が関与していると考えられた．

　また，血糖の頂値が遅延する患者では，病悩期間が長くIVGTTでもインスリンの分泌低下を認めるが，それは体重の増加に伴い正常化する．これは，長期の低栄養によって膵のβ細胞の機能が低下しているためと考えられる．euglycemic insulin clamp 法による糖代謝クリアランス率は，神経性食欲不振症では病期によって異なるが，標準体重の70％では増加し，インスリンに対する感受性は亢進していた．

　血清レプチン値は，BMI や体脂肪率に正の相関を示すため，神経性食欲不振症では低下している（図26）．

　神経性食欲不振症では，体重増加を防ぐ目的で，厳格な食事制限（食事の80％は水分であるため，水分制限も行っていることになる），自己誘発性嘔吐，長期にわたって利尿剤や下剤の乱用などを行うため，脱水，低 Na，低 K，低 Cl 血症を起こし，血漿レニンやアルドステロン値が高値を示すことがある．また，外因性アンギオテンシン II に対する昇圧反応の低下も認め，Batter 症候群に類似しているため，psuedo-Batter 症候群とよばれている．嘔吐や利尿

**図26 神経性食欲不振症患者における BMI と血清レプチン値の関係**

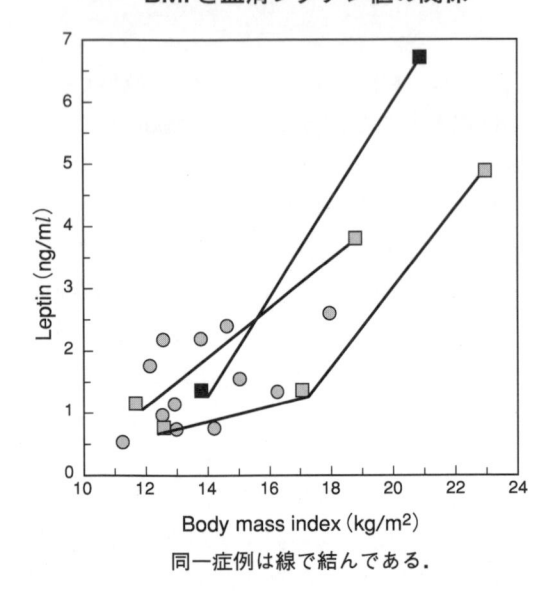

同一症例は線で結んである．

剤や下剤の乱用を隠す患者も多く，慢性の偽性 Batter 症候群では，腎エコーや生検結果も Batter 症候群に類似するため，鑑別が困難な症例もある．

　神経性食欲不振症では，心房性ナトリウム利尿ペプチド（atrial natriuretic peptide；ANP）基礎値は健常女性に比べて上昇しているが，生理食塩水の点滴後の反応は著しく抑制されている．健常人では，高張食塩水を点滴されると血漿抗利尿ホルモン（antidiuretic hormone；ADH）は上昇するが，神経性食欲不振症では，その刺激とは関係なしに不規則な ADH の上昇を認め，これは体重回復後も数カ月持続する．

## 6 緊急治療を必要とした合併症例

### 症例1
## 嘔吐後に意識消失した低血糖症例

　29歳，主婦．19歳時からダイエットや自己嘔吐を繰り返していたが，身長158 cm，体重40 kgで，月経は規則正しかった．1993年，24歳で結婚したが，夫と性格が合わないことを悩んでいた．このころから過食，自己嘔吐の頻度が増加し，1998年，体重は33 kgまで減少した．精神科で治療を受けたが，体重減少は進行し，内科入院当日の朝，自宅で意識がなくなったため救急車で来院した．

　意識はⅢ-300（3-3-9）で，血糖は測定感度以下（25 mg/dl），収縮期血圧は触診で72 mmHg，脈拍36/分であった．四肢の静脈は虚脱しており，やせのため浮き上がった外頸静脈から翼状針にて刺入して20％ブドウ糖を20 ml注入したところ，1分後に意識レベルは上昇し始めた．体重は28.6 kgで，入院前3週間で4 kgの体重減少があった．低栄養による肝機能障害と脱水を認めた．持続性に10％ブドウ糖液を点滴静注して，経静脈性高カロリー栄養法を導入した．

---------●入院時検査所見●---------

　TP 5.8 g/dl，Alb 3.9 g/dl，T Bil 0.5 mg/dl，AST 1,727 IU/l，ALT 590 IU/l，LDH 2,055 IU/l，ALP 338 IU/l，LAP 110 IU/l，chE 143 IU/l，γ-GTP 529 IU/l，BUN 57.0 mg/dl，Cr 0.95 mg/dl，UA 10.3 mg/dl，Na 141 mEq/l，K 4.0 mEq/l，Cl 97 mEq/l，Amy 276 IU/l，T Chol 155 mg/dl，TG 8 mg/dl

---

### 症例2
## 食後嘔吐を繰り返した上腸間膜動脈症候群例

　18歳，女子大学生．三人姉妹の三女．幼少時から頑張り屋で完璧主義の傾

向があった．高校時代に学業と運動クラブ活動に熱心で，身長157 cm，体重57 kgで無月経になった．

1989年4月（高校3年生），ダイエットを始め，10月には体重が35 kgに減少した．睡眠時間は短いにもかかわらず活発であった．1990年1月には，全身倦怠感と歩行困難が出現した．無理やり受診させられた近医から，摂食することを強要された．本人は，残すとお金がもったいないので，外食は全量摂取したので，母親は定期的に外食させた．1人前の食事を水で流し込みながら1～2時間かけて食べ，時に嘔吐していた．

1990年4月，グラタンを大量の水と一緒に食べた後，腹痛と意識障害が出現し，救急車で来院した．

身長157 cm，体重34 kgで，意識レベルはII-10(3-3-9)，収縮期血圧60 mmHg，脈拍104/分で微弱，顔面蒼白．背部はうぶ毛が密生し，腹部は全体に膨隆し，打診では鼓音が聞かれ，弱いグル音が聞かれた．

●入院時検査所見●

Hb 9.5 g/d$l$, TP 4.6 g/d$l$, Alb 2.7 g/d$l$, BUN 15.3 mg/d$l$, Cr 0.8 mg/d$l$, UA 1.6 mg/d$l$, Na 141 mEq/$l$, K 3.4 mEq/$l$, Cl 95 mEq/$l$, HCO$_3^-$ 33.4 mEq/$l$, Ca 8.0 mg/d$l$, P 0.9 mg/d$l$, Amy 307 U/$l$, gastrin 1,310 pg/m$l$

胃管から3 $l$の排液があった．

腹部単純X線では，仰臥位では巨大な胃の拡張を（**写真5**），立位ではdouble bubble signを認め（**写真6**），十二指腸造影では，バリウムの小腸への移行はあるものの，仰臥位および腹位ともに脊椎部に帯状のバリウム断裂像を認めた（**写真7**）．上部消化管内視鏡検査では胃底部に胃潰瘍を認め，上腹部超音波検査では，大動脈と上腸間膜動脈がほぼ平行に走り，その間に十二指腸ガス像を認めなかった．

体脂肪の減少によって，二次的に上腸間膜動脈症候群を併発し，慢性的に十二指腸イレウスを起こしており，胃内容物停滞のために高ガストリン血症と胃潰瘍を併発していたと考えられた．大量の飲食によって，胃の拡張と下垂のため，イレウスが増悪したと推測された．

治療は，絶飲食，胃管留置による減圧，側臥位の維持，体脂肪の増加を図るため，経静脈性高カロリー栄養法を導入した．39 kgに増加した時点の超音波

写真5　症例2の腹部単純X線仰臥位像　　写真6　症例2の腹部単純X線立位像

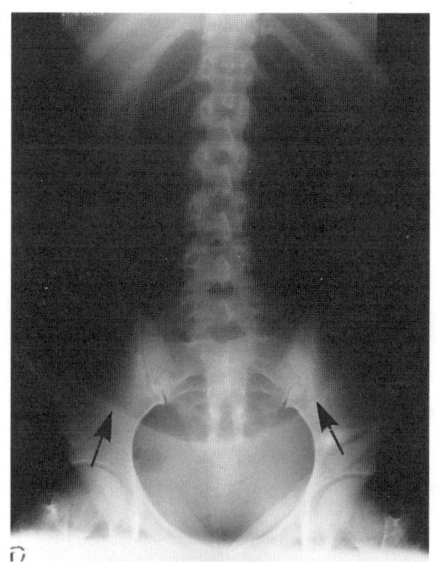

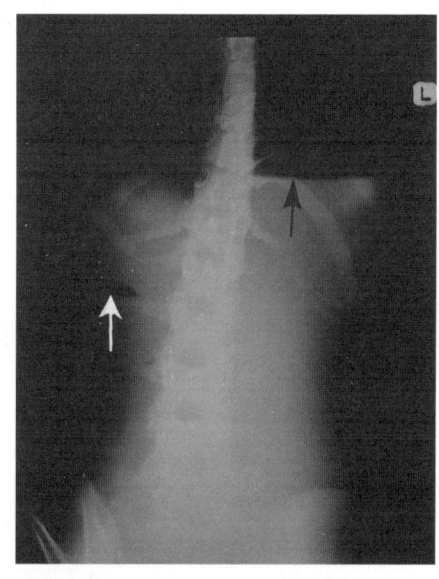

仰臥位では巨大な胃の拡張がみられた(←)．また，立位ではdouble bubble signを認めた(←)．

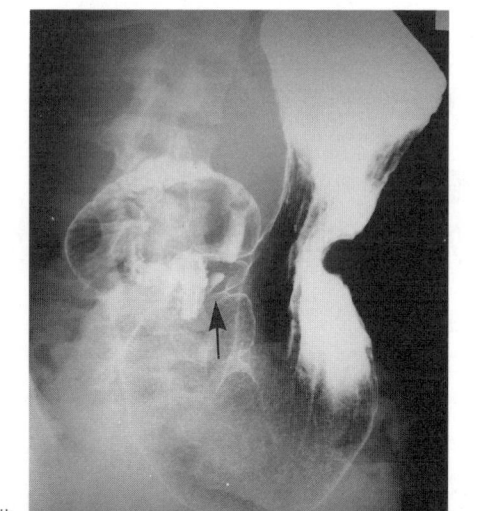

写真7　症例2の十二指腸造影

仰臥位および腹位ともに脊椎部に帯状のバリウム断裂像を認めた(←)．

検査で，大動脈からの上腸間膜動脈の起始角の改善を認めた．本人の「早く治して大学に通学したい」という動機を強化し，経口摂取によって 40 kg を維持できたため退院とした．

### 症例 3
## 過食，嘔吐，下剤乱用後に排尿がなくなった腎前性腎不全例

　21 歳，女子大学生．高校 2 年生からダイエットを始め，身長 160 cm，体重が 48 kg から 41 kg に減少し，無月経になった．その反動で過食と嘔吐が出現した．大学に入学して，東京で独り暮らしをはじめたが，ほとんど毎晩，過食と嘔吐を繰り返し，頑固な便秘に大量の下剤を使用していた．1996 年 9 月 10 日，過食，嘔吐，下痢の後に，排尿がなく全身倦怠感が強いため，救急病院を受診し，腎前性腎不全と診断された．補液にて 14 日後には血清クレアチニン値は正常化した．

---
●入院時検査所見●

　TP 8.6 g/dl, Alb 4.7 g/dl, BUN 48.2 mg/dl, Cr 3.0 mg/dl, UA 15.1 mg/dl, Na 134 mEq/l, K 2.7 mEq/l, Cl 66 mEq/l, renin 29.4 ng/ml/h, aldosterone 28.8 ng/dl

　〈尿一般〉タンパク（±），沈渣：RBC 0〜1/HPF, WBC 1〜4/HPF, 封入体細胞（+），尿中 Na 93 mEq/l

---

### 症例 4
## 低カリウム血症と横紋筋融解症をきたした下剤乱用例

　17 歳，女子高校生．三姉妹の長女．幼いころから厳しく躾けられ，手のかからない良い子で，学業成績も優秀であった．本人は，母親に甘えさせてもらった記憶がないとのことである．中高一貫教育の進学校を受験して合格した．1992 年 4 月，身長 157 cm で体重 43 kg であった．学校生活になんらトラブルはなかったが，最初の定期試験で成績が上位にならず，本人はショックを受けた．徐々に体重は低下し，10 月に 40 kg に減少して無月経になった．翌年 3

月に35 kg まで減少して当院を受診した．頑固な便秘に対して，下剤を処方した．その後，過食期になり，8月に45 kg に回復し，11月に月経も再来して受診は終了した．

その後，便秘に対して市販薬を使用するようになり，徐々に量が増加し，1回に30～100錠使用するようになった．下剤乱用，下痢，体重減少，過食，自己嘔吐を繰り返し，下剤乱用に伴う腹痛と吐き気が持続し，体重は33 kg まで減少した．1996年1月から頻繁に下痢と腹痛を訴えて，夜間救急外来を受診するようになった．1997年3月29日，体重は29 kg で，同様の症状が強く，脱水が著しいため救急入院となった．低ナトリウム，カリウム，クロール血症を呈し，血中CPKが上昇していたが，尿中ミオグロビンは陰性であった．補液と電解質の補正を行った．

―――――●入院時検査所見●―――――

TP 4.8 g/d$l$, Alb 3.3 g/d$l$, T Bil 0.5 mg/d$l$, AST 54 IU/$l$, ALT 59 IU/$l$, BUN 17.1 mg/d$l$, Cr 0.95 mg/d$l$, UA 3.3 mg/d$l$, Na 129 mEq/$l$, K 2.1 mEq/$l$, Cl 78 mEq/$l$, CPK 890, Amy 276 U/$l$, T Chol 155 mg/d$l$, TG 56 mg/d$l$

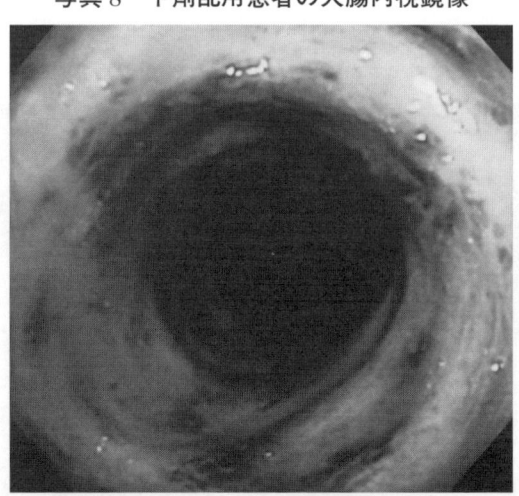

写真8　下剤乱用患者の大腸内視鏡像

大腸粘膜のびらん出血，潰瘍を認めた．
(川崎市宮川病院・宮川貞昭先生より提供)

下剤の大量使用が大腸潰瘍の原因と考えられた．別の下剤乱用症例の下部内視鏡検査の写真を示す（写真8）．

症例5
## 高熱を繰り返した結核性リンパ節炎例

　23歳，女性，元証券会社勤務．16歳からダイエットと自己嘔吐を繰り返しており，大学中退後，19歳で入社したが人間関係のトラブルで退社した．1995年（21歳）から精神科で加療中であった．身長156.6 cm，体重38 kgであった．1997年4月20日から38℃以上の発熱が1〜3日持続していったん解熱するというエピソードを繰り返し，咳や喀痰は認められなかった．その後，ペニシリンおよびセフェム系の抗生物質を投与したが解熱しないため，内科に入院となった．

　入院時，脈拍84/分，体温37.7℃，眼瞼結膜に貧血を認め，胸部では異常呼吸音は聴取しなかった．頸部，腋窩に0.5〜1 cmの弾性硬のリンパ節を1個ずつ触知したが，圧痛はなかった．ツベルクリン反応は12×12/30×30 mmで，水疱を伴い強陽性であった．

　結核菌検査では，喀痰，胃液，便の塗抹，培養，PCRにても陰性で，胸部

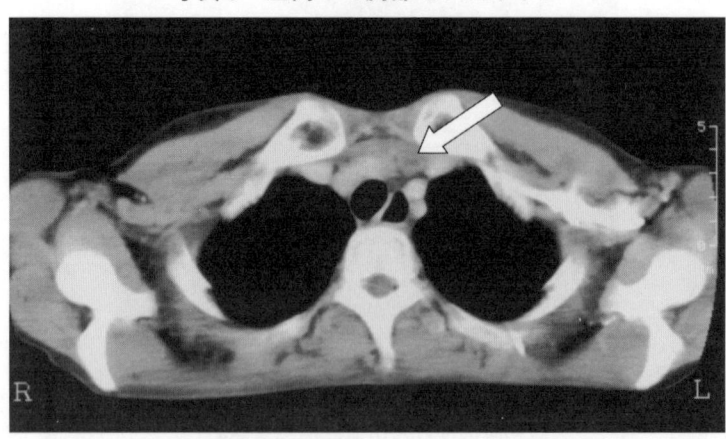

写真9　症例5の胸部CTスキャン

縦隔リンパ節の腫大を認めた．

単純X線でも異常を認めなかったが，胸部CTスキャンで1～1.5 cmの縦隔リンパ節3個の腫大を認め（**写真9**），結核性リンパ節炎の診断のもと，抗結核剤（INH 0.5 g, RFP 0.45 g, EB 0.75 g/日）を開始したところ，5日目に平熱になり，1週間で全身倦怠感は消失し，2カ月後の胸部CTスキャンでは縦隔リンパ節は縮小した．

------●入院時検査所見●------

WBC 7,000/$\mu l$ (seg 77.8%)，Hb 10.4 g/d$l$，Plt 38.6万/$\mu l$，TP 6.8 g/d$l$（$\gamma$-gl 11.9%），Alb 4.1 g/d$l$，AST 21 IU/$l$，ALT 17 IU/$l$，LDH 303 IU/$l$，ALP 201 IU/$l$，CRP 10.9 mg/d$l$，ESR 64 mm/h

# 4 診断と判定のポイント

## ① 鑑別診断を要する疾患

　器質的疾患がないことを確認することが最も重要である．以前の教科書にはよく鑑別診断で写真まで比較掲載されていた下垂体機能低下症（シーハン症候群）では，著明なやせは認められず，厚生省研究班の下垂体機能低下症の診断基準からやせは除外された．
　以下に神経性食欲不振症と誤診されていた症例を示す．

### 1. クローン病

**症例 1**

#### 祖母の死と姉の留学という環境変化で発症した症例

　16歳，女性．末っ子で，元来内向的．高校に進学し，学業で無理をしていた．最愛の祖母がなくなり，仲の良い姉が留学して寂しかった．6カ月前から食欲が低下し，身長は 154 cm で，体重が 48 kg から 40 kg に減少して無月経になった．特に食行動異常はない．検査にて CRP が 7.8（正常：0.0～0.4）mg/d$l$，便ヒトヘモグロビンが陽性のため，詳しく聞くと，頻繁に下痢をしていたが，恥ずかしさのため隠していたとのこと．下部消化管内視鏡検査にてクローン病と診断された．

> 症例 2

## 厳格で干渉的な父親のもとで発症した症例

　17歳，男性．厳格で干渉的な父親の一人息子．内向的で，強迫的性格．8カ月前から食事量が減少し，毎朝，朝食後に嘔吐するようになり，身長は 174 cm で，体重は 56 kg から 45 kg に減少した．ダイエットややせ願望は認めず，下痢はなかった．検査でCRPが 2.3～8.5 mg/d$l$ で，慢性扁桃腺炎のためと考えられていたが，ある時，便ヒトヘモグロビンが陽性のため，注腸造影および下部消化管内視鏡検査を施行してクローン病と診断された．

## 2．視床下部腫瘍

> 症例 3

## 感冒後の食欲不振から本症を疑われた症例

　20歳，男性．2人兄弟の長男．内向的で学業成績は優秀．4カ月前，感冒後，食欲不振，吐き気が出現した．全身倦怠感が強く，3カ月前から臥床して，2

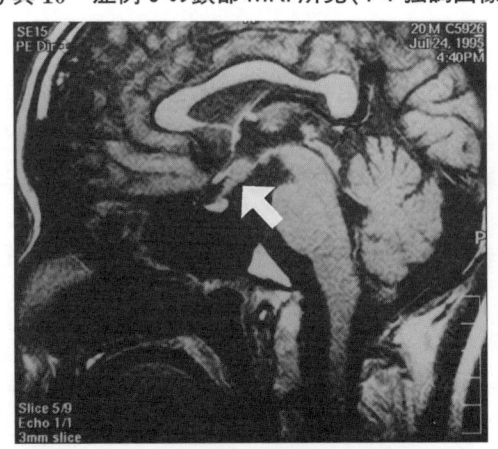

**写真10　症例 3 の頭部 MRI 所見（T 1 強調画像）**

視床下部から下垂体茎が腫大しており，松果体にも造影される腫瘍を認める（←）．

カ月前から1日に350 mlの缶ジュースしか摂取できなくなった．ますます無口になり，病識がなく，受診や点滴を拒んだり，入院中はトイレにこもって自己嘔吐したりうめき声をあげるという，人格変化や異常行動を認めた．身長は170 cmで体重は50 kgから43 kgに減少した．検査で下垂体機能低下症が明らかになり，頭部MRIにて視床下部と松果体に腫瘍像を認めた（**写真10**）．

## 3．甲状腺機能亢進症

**症例4**

### 心理的ストレスによる発症例

21歳，女性．姉妹の二女．学業やアルバイトで忙しく，心理的ストレスも多かった．身長は160 cmで，7カ月で体重は49 kgから40 kgに減少した．気分の変動が激しく，家族との仲も悪くなった．やせにもかかわらず活動的であった．便通は良好で，頻脈と発汗を認めたため，甲状腺ホルモンを測定し，甲状腺機能亢進症と診断された．

## 2 重症度の判定の目安はまず体重

身体的な重症度の判定は体重のみで決められない．同じ体重でも，やせていく途中と回復していく途中では，理学所見や検査データも異なる．また，たとえば，健康時体重が70 kgと標準体重より多かったり，やせるスピードが2カ月で10 kgなどと早い場合は，たとえ40 kgでも重症である．しかし，おおまかな栄養状態の目安として，標準体重に対する％体重が，80〜90％は軽度，70〜79は中等度，69％以下は重症の低栄養状態と判定される．

本症患者ではやせにもかかわらず過活動で元気そうに見えるが，20 kg台や標準体重の50％以下では低血糖性昏睡の危険があり，標準体重の60％以下では消化機能や思考力の低下のため，過食衝動がない限り自ら食べて体重を効果的に増加させることは困難である．そのため入院による栄養療法が勧められる．

患者は低栄養状態にもかかわらず就学就労を希望するが，過活動は本人の意思ではなく，本症特有の症状である．さらに，飢餓は認知障害を悪化させて疲労感を認識させないので，自ら制限できない．そこで，救命と身体的危機や事故を回避するために，プライマリ・ケアで体重に合わせた運動制限を指示することが必要となる（表15）．ただし，他の合併症がある場合の労働強度は体重だけでなく，その合併症も考慮する．労働強度の制限に反発する患者には，それを体重増加の動機づけにするよう指導する．

標準体重の60～65％で就学就労している患者もいるが，飢餓による認知や記憶障害や筋力低下があり，往々にして体重増加のために入院が必要になることが多い．標準体重65％では生命に関わるような合併症の危険は低下するものの，体力や理解力，集中力の低下があり，終日の就学や就労には不十分である．就学就労する場合は早退，遅刻，隔日通学，保健室での補食，残業の禁止など就労条件を考慮する必要がある．筋力や持久力は明らかに不足しており，外傷や事故の危険があり，過激な運動でさらに体重は減少するので，水泳やマラソンなど過激な種目を行う体育授業や競技スポーツは禁止する．修学旅行や

表15 ％標準体重による労働強度の制限

| ％標準体重 | 身体状況 | 労働強度の制限 |
|---|---|---|
| 50以下 | 低血糖昏睡の危険[1] | 入院による栄養療法の適応 |
| 50～60 | 内科的合併症のリスクがより高い[2] | 入院による栄養療法の適応 |
| 60～65 | 自己摂食のみで体重増加に困難あり[3] | 入院による栄養療法を考慮 |
| 65～70 | 最低限の日常生活は可能 | 制限つき就労就学の許可 |
| 70～75 | 75％以下では低身長や骨粗鬆症は悪化 | 軽労作の体育授業や海外研修の許可 |
| 75以上 |  | 重労作の体育授業，競技スポーツの許可 |
| 80以上 | 80％以下が本症の診断基準 | 危険作業の許可 |
| 85以上 | 月経再来の可能性あり |  |

[1] 東京女子医科大学内分泌疾患総合医療センター入院患者では標準体重の50％以下の患者の60％で低血糖による意識障害の合併を認めた．
[2] 東京女子医科大学内分泌疾患総合医療センターでは結核菌や非定型抗酸菌感染症の合併は標準体重の60％以下の患者に多い．
[3] 東京女子医科大学内分泌疾患総合医療センターで非緊急であるが，体重増加を目的に入院した患者の平均体重は標準体重の61％である．

学外研修への参加を本人が強く希望する場合は，標準体重の 65 % 以上で許可するが，70 % 以下では旅程内の遠足や登山へは参加させない．外国でのホームステイなどは，40 kg 以下ではビザが許可されない場合もある．標準体重の 70 % 以上で許可するが，英文での病名や病状を記載した文書を携帯させる．

標準体重の 75 % 未満では低身長や骨粗鬆症などの低栄養に伴う合併症が悪化するため，競技スポーツは標準体重の 75 % 以上で許可する．なお，標準体重の 85〜90 % 以上に回復しなければ月経は再来しない．

## 3 早期入院治療の必要性の有無
―― 危機介入すべきとき

一般に，患者は疲れを疲れとして感じることができないという認知障害があり，また病識がなく，深刻な身体状況になっても入院を拒むことが多い．しかし，生命危機を救う目的で入院させなければならない状態がある．

厚生省中枢性摂食異常症調査研究班では，夏季は標準体重の－40%以下，冬季は標準体重の－30%以下のやせがある場合に入院治療を勧めているが（**表16**），この体重のみでは患者は入院を納得しないことが多い．したがって，階段昇降が困難になったり，歩行スピードが著しく遅くなったりした時を目安にしている．なお，当科における死亡患者の死亡時の体重は，標準体重の 43〜52 %（BMI 9.2〜11.1 kg/m²）であった．死因は，自宅での衰弱死や嘔吐時の窒息であった．

重度の検査値の異常の中で，緊急入院が必要であるのは，急性腎不全，遷延する低血糖，120 mEq/$l$ 以下の低ナトリウム血症や 2.0 mEq/$l$ 以下の低カリ

表16　早期入院治療の必要性

| | |
|---|---|
| 絶対的適応： | ①著しい全身衰弱（階段の昇降が困難） |
| | ②重度の検査値の異常（電解質異常，低血糖，腎不全，肝機能障害，低蛋白血症，貧血） |
| | ③標準体重の－40 %（夏季），－30 %（冬季）のやせ |
| 相対的適応： | ④家庭環境が療養に適当でない場合 |

ウム血症である．1,000 IU/l 以上のトランスアミラーゼの上昇や 5.0 g/dl 以下の低蛋白血症やヘモグロビン 6.0 g/dl 以下の貧血は低栄養によるものであるが，一日を争う緊急性はない．

また，本症への家族の理解が得られず，叱責したり食べることを強要して患者に好ましくない家庭環境であったり，家族が他に介護の必要な病人を抱えているなどの理由で患者をサポートできない場合も，一時避難的な意味で入院の適応になる．

## 4 初診時に精神科への紹介が必要な症例

一般的に，体重が 35 kg 以下では飢餓による気分の変動があり，思考力や洞察力も低下し，特に 30 kg 以下では記憶力が低下し，同じことを何度も聞いたり，すぐに返事ができなかったり，時にろれつが回らないこともある．このような状況下ではカウンセリングどころではないため，身体的治療が優先される．

ただし，内科で使用に慣れている薬剤ではコントロールできない精神症状，すなわち，重症の抑うつや不安，希死念慮，自分を刃物などで傷つけたり（自傷行為），他人に危害を与える（他傷）可能性がある時，またひどく偏った性格異常などがある場合は，初診で精神科に紹介し，精神科に主たる治療の場を移すべきである（**表17**）．

軽い気持ちで手首を切るという行為をする例があり，狂言も含まれるにしても自殺を目的とする行為をした（自殺企図）という過去がある場合は，精神科での診療を依頼すべきである．自由に物を持ち込め，持ち物検査ができず，監視ができない内科の一般病棟では，衝動的な自傷や自殺の予防ができないため，入院が必要な場合でも入院させられないからである．

表17　初診時に精神科に診療を依頼する場合

---
①患者が希望する場合
②著明な精神症状がある場合（著明な抑うつや不安，希死念慮，自傷他傷，人格障害）
③過食嘔吐はあるが身体的に問題がない場合

この場合も，少なくとも器質的疾患の否定のための検査を行って紹介すべきである．身体的治療が優先されるべき状態でも，本人が精神科での診療を希望する場合は，内科と精神科で協力して診療する．体重が35 kg以上で本人が精神科を受診したいという希望がある場合，また，過食・嘔吐はあるものの，月経が順調で身体的に問題がない場合は，カウンセリングや向精神薬治療が主体となるため，精神科を紹介している．

# Ⅱ章

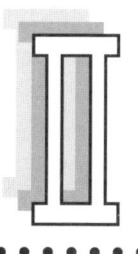

# 発病の背景を理解する

# 1 発病の要因ときっかけ

## ❶ 重なり合う要因（準備因子）

　本症の発病をシステマティックに考えてみよう．誰でもが同じストレスで本症になるわけではないので，本症患者には発病しやすい準備因子がある．この発病しやすさとして，遺伝的な素因，性格傾向，認知障害，養育環境や家族関係，教育や文化の影響が指摘されてきた．本症患者は，性格や養育環境に起因した認知の偏りがあり，物事を極端にとらえる傾向がある（図27）．そして，コーピングスキル（ストレスを適切に処理する能力）が未熟なために，健常な青少年がどうにか乗り越えていける挫折体験を適切に処理できずに破綻して発症するのである．

### 1．遺伝的な素因

　本症は神経内分泌学的には食欲調節中枢の機能異常とみなされている．ラットの拘束ストレス時には，橋の縫線核を介してセロトニン（5 HT）が分泌され，視床下部外側野（摂食中枢）のグルコース感受性ニューロンの活動を抑制し，同時に視床下部室傍核の corticotropin-releasing factor（CRF）の分泌を刺激する．この結果，摂食の抑制が起こる．CRF は心身ストレスによって起こる生体反応の主たるメディエーターであり，ラットに CRF を脳室内投与すると，摂食・飲水量の減少，活動性の亢進，不安の惹起，不眠，性腺機能低下などの神経性食欲不振症に似た病態を再現できる．さらに，本症患者の脳脊髄液中の CRF 濃度が上昇しており，CRF が本症の病態の維持に関与していること，ストレスが摂食中枢に影響を及ぼしやすい素因が推測されている．

　さらに，本症ではしばしば同一家族内に，本症のみならずうつ病，アルコー

ル依存症患者を認める．さらに，うつ病患者においても脳脊髄液中のCRF濃度が高いことが報告されている．以上より，本症は単一遺伝子疾患ではないものの，何らかの遺伝的素因が推測されている．これまで，数多くの脳内アミン受容体の遺伝子多型と発病の相関が検討されているが，ほとんどがnegative studyである．ただ，人種によっては，5-$HT_{2A}$受容体のプロモーター領域の多型（-1438 A allele）が発病と関連しているという報告がある．

## 2．特徴的な性格傾向

元来，頑張り屋で，成績も上位で，「親には手のかからない」「反抗期がないか軽い」「よい子」という評価を受けることが多い．外見的には模範的で，周囲からの信頼も厚くしっかり者と言われ，友人とも表面的にはうまくつきあえる．「楽によい成績をとり，自信もありそうで何の挫折や問題もない」と見えている．しかし内実はそうではない．自分の意見を主張したり，不満を言うと必ず拒否されると思い込み，自己評価は低い．好き嫌いがはっきりしており，我慢強くもないのに，他人の評価に過敏で憶病で，常によい評価を得るように好かれるように無理して努力している．一例は，幼時期から親にねだらないが，親から与えられたものにも満足しない，などである．

**図27 神経性食欲不振症の病因**

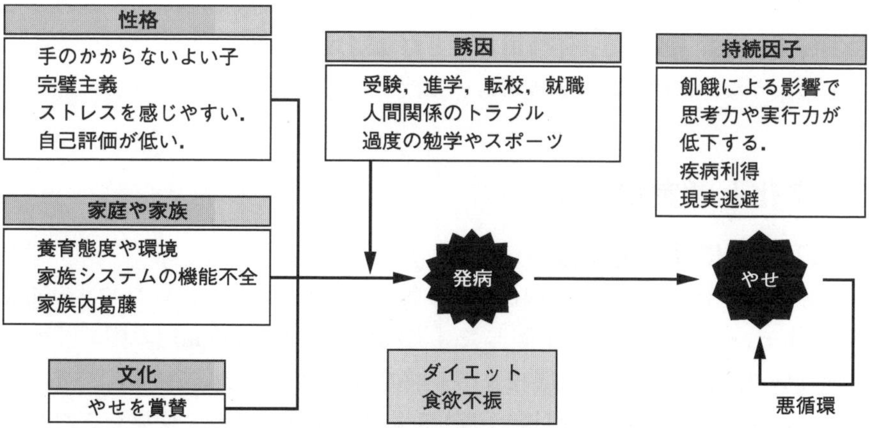

| 性格 | 誘因 | 持続因子 |
|---|---|---|
| 手のかからないよい子<br>完璧主義<br>ストレスを感じやすい．<br>自己評価が低い． | 受験，進学，転校，就職<br>人間関係のトラブル<br>過度の勉学やスポーツ | 飢餓による影響で思考力や実行力が低下する．<br>疾病利得<br>現実逃避 |

| 家庭や家族 |
|---|
| 養育態度や環境<br>家族システムの機能不全<br>家族内葛藤 |

| 文化 |
|---|
| やせを賞賛 |

発病 → やせ（悪循環）

ダイエット
食欲不振

負けず嫌いで，「他人より少しでも優れていたい」「両親にほめられたい，他の兄弟のようにうるさく叱られたくない」「よい成績を期待している先生を失望させたくない」「優秀であるというレッテルをはがしたくない」「優秀ではない自分を認めたくない」という，目標を下げられない背伸びをしてしまう傾向がある．また，物事に優先順位をつけられない，つまり融通のきかない完璧主義で何でもきちんとやり遂げなければ気がすまないという性格のため，健康人にはささいなことも自分でプレッシャーをかけて自らストレスの原因をつくりやすく，かつためやすい．「ねばならない」という強迫的な思考に縛られている．

　小さいころから学業のできもよく，親が先回りして干渉や援助をするため自力で挫折を克服した経験に乏しい．心を許す人が少なく，自力では不可能な場合でも他人に助言や援助を求めない．自分一人で努力するやり方も，勉強も人間関係も難しくなる思春期でそろそろ限界にあるが，気持ちの切り替えができないでいる．過食・嘔吐例では境界性が強いことも指摘されている．

> サイドメモ　**境界型人格障害**
> 　病的な程度の情緒不安定型の性格の偏りで，感情が不安定で，わずかなことで激しい怒りにかられて乱暴し，あるいは自傷行為や自殺企図を繰り返す．衝動性と自己統制の欠如が特徴である．自分を社会のどこかに位置づけ，生活目標や仕事や趣味や，誰かとの親密な関係などを安定した形で保つことができない．高い自己像と自己卑下，特定の人への理想化と非難（治療者に対しても）とが激しく入れ替わる．たえず空虚感があり，抑うつ的で，誰かにすがろうとする反面で激しく反発し，不愉快なことには暴力や自傷行為などで反応する．以上のような性格傾向を境界性ともいう．

## 3．文化と学業の影響

### ① 17世紀に早くも記録

　神経性食欲不振症について最初に医学的な記載をしたのは，ロンドンの開業医のMortonで，1689年に出版した「消耗病（phthisiologia）」の中に「神経性消耗病（phthisis nervosa）」という病名で2症例を報告している．その1例は18歳の女性で，心労の後月経が停止し，食欲喪失，やせ，便秘をきたした

が内臓器官に異常を認めず，勉学と読書に熱中して病気とは思わず，医師の治療を拒否した．3カ月後，骸骨が皮をかぶったようになって死亡した．

1874年に，ロンドンの内分泌内科医のGullが，anorexia nervosaという病名を使った．食欲喪失，無月経，徐脈があり，著しく活動的で器質的疾患はない．治療は「心理的な抑制と家族の対応を変えること」であり，「身内や友人は一般的に最悪の看護者である」と書いている．日本でも，江戸時代に，香川修徳（1683～1755）が本症と思われる症例を記載している．

## ② 欧米では1970年代から

神経性食欲不振症患者は欧米の先進国では，1970年代から急速に増加し始めた．ちょうど，やせの賞賛とダイエット記事の氾濫に一致している．日本では，1980年代から患者数が増加して，社会問題として取り上げられるようになった．アニメのアイドルは，ぽっちゃり型から，バービー人形のような手足の長いスリムな体型にとって代わり，やせていることが美しさや知性の基準となり始めた．

成人病予防のために中高年の男性にさえダイエットの必要性を過剰に強調する風潮や，「やせ」が若い女性にとって，自分の付加価値や自信となるような誤った傾向は，主としてマスコミが氾濫させている．また，意図的に小さいサイズしか作らないアパレルメーカーのファッションをもてはやすようになった文化的要因も本症の増加に強く関与していると考えられる．

## ③ 歪んだボディイメージの先行する現代社会

現代の社会では，大学生だけではなく，高学年の小学生でさえ，自己のボディイメージが現実とかけ離れたものになっている．この傾向は女子に顕著に現れ，肥満傾向のない者が自分の体型をより太いと考えて，65％の者がもっと細くなりたいと希望していた．また，やせ傾向にある子供の33％が自分を普通体型と考えており，20歳代女性の46％がやせ過ぎというデータもある．

当科の1999年の初診患者の検討でも，発病前の最高体重は標準体重の94.6±10.6％（68.5～117.8％）で，発病時の体重は標準体重の90.0±10.3％（65.8～114.6％）であった．発病時にダイエットをした患者は，自分では太っていると思った，顔や大腿部が太いと思ったと言うが，発病時の体重は標準体重の下限であり，本人の体重や体型に対する認識の偏りが明らかである．

### ④ 学業からくるストレス

埼玉県の女子高校生を対象とした調査で，入学試験の偏差値の高さに比例して患者数が多いという報告がある．生真面目で頑張り屋で本症になりやすい生徒は学業成績がよいのか，あるいは入学した進学高校でのストレスが大きいために本症になるのかは判別できないが，興味深い結果である．本症患者は1980年代には都市部に多いとされていたが，最近は都市と地方間の格差は狭まっている．

> **サイドメモ** 摂食異常症になりやすいスポーツや職業
>
> 実際の臨床現場で，摂食異常症患者の発症が多く認められるスポーツや職業は，クラッシック・バレー，新体操，陸上競技，モデル（女優）である．外見の見栄えや競技技術の向上のためにやせを強要された経験があり，それが契機になっていることもある．

## 4. 家庭と家族のありよう

### ① "心身症家族"という素地

神経性食欲不振症の発症の研究の歴史の中で，家庭と家族の発症への関与に関する研究は大きな位置をしめてきた．家庭は子供が自立性を養う場であり，食卓を保護と信頼の場として機能させるのも家庭である．臨床の現場でも，本人の自我の発達にマイナスの影響を与えると容易に推測できるような親の養育態度や，明らかに本人のストレスになって，家庭が安らぎの場になることを妨げるような家庭内葛藤や問題をしばしば経験する．実際に，家族研究を治療に結びつけた家族療法が成果を上げている．その基本は，家族は相互に作用しあう構造をもったシステムであり，このシステムの機能不全のため一番弱い立場の家族メンバーに神経性食欲不振症が発症すると考えられている．Minuchinは「心身症家族」として，患者の家族の特徴を次のように指摘し，患者は無理な人間関係のしわ寄せを強く受けていると述べている．

- ●絡み合った関係

家族メンバー間の境界がはっきりせず，極端に接近して絡み合っている．

- ●過保護

家族として外部に対して過度に防衛的であるため，子供の自立性，興味，活

動性が育ちにくい．

● 葛藤解決の欠如

家族は互いの意見の相違を認めないことで葛藤を回避して，表面上の平静を保とうとする．例えば，両親の間は本質的に葛藤に満ちており，子供を巻き込むことで夫婦間の葛藤の回避を図る．

● 硬直性

家族のこれまでの交流パターンに固執し，変化に対応できない．

患者数が増加してくると，さまざまな家庭や家族関係があり，一定のパターンはないように思われる．従来，患者の家族に指摘されてきた問題は，健康児の家庭にも多く認められるもので，たまたま発病者が出たので，問題点を指摘されたのではないかとも考えられる．また，本症が理解に苦しむ疾患のため，問題のなかった家庭が混乱しているように見受けられるケースもある．ただ，共通しているのは以下のことである．

1) 患者の置かれている環境や悩みへの共感性が乏しく，患者が必要とするサポートに気がつかず，あるいはサポートする物心の余裕がない．
2) 優勢な母親と，（社会的には実力者でも）家庭内では無力な父親という関係がしばしば認められる．しかし，母親は陽気な肝っ玉母さんではなく，夫の理解と協力が得られず不安に満ち，ゆとりがなく，自分の不安の解消のために，過保護，過干渉かつ支配的に子供を養育して，危険にさらさないかわりに自分で考えたり，自主的に行動することや実際的な知恵をつけることが下手である．
3) 患者は自立性が発達していないため母親に依存しなければならず，母親の干渉に不満を持ちつつも，母親に見捨てられることを恐れて，従順だが内心では不満という両価性感情をもつ．
4) 嫁姑，夫婦，親戚間の葛藤があり，患者は「家ではホッとできない」と言うことが多い．また，裁判を抱えた家庭を少なからず見る．

著者は，本症の原因を家庭や，理解の薄い父親や，母子関係の歪みにのみ求めるのではない．患者の療養に不都合がある場合にのみ，健康である他の家族のほうが余裕があるので，改善をお願いするという対応をしている．

## ② 最近の家庭事情

患者はおしなべて小さいころから「手のかからないよい子」で，失敗を恐れ，

人目を気にする．本人の見栄やプライドだけではなく，失敗して親を悲しませたくないとか，親に好かれたいという気持ちが垣間見える．一方，親は失敗するわが子を見たくないので口うるさく干渉する．子供は親に見捨てられるという不安から感情を押さえ込み，我慢という形をとり，本音も言えず嫌とも言えない．見捨てられたくないというのは，自立して生きていくのが怖いし，自信がないことの裏返しではないだろうか．子供の失敗を恐れる憶病な親と自立できない子供の組み合わせである．

> **サイドメモ** **先回りする親**
> 子供が失敗しないように，親が先回りして何でもやってしまう（中学生の子が友達ができないと訴えると，クラスメートの親に頼み込んでその子供に誘ってもらったり，成績が悪いと学校に進級を懇願する）押し付けの愛情は，その場しのぎで楽にはなるが，子供の力や知恵を生まない．また，子供に害になると思い，親族の死や父親の倒産などのショックな出来事を隠す親もある．しかし，世間は親の思惑通りにならない．ありのままの事実を見せ，その乗り越え方を教えるべきである．

> **サイドメモ** **暗い顔を見たくない**
> ある母親が，娘が悩んでばかりいることを心配して来院した．思春期にありがちな問題を悩んでいた．「子供は悩んではいけないのでしょうか？」と思わず言うと，「苦しい，暗い顔を見るのが嫌なんです．心配なんです」と母親．「思春期は悩み多い時代なんです．自分なりの解決法を考えている時代なんです．ホッとできる家庭以外のどこで悩んだり，暗い顔をすればいいんでしょうか？」と私．

> **サイドメモ** **家計に不相応な生活のつけ**
> 自分の家が何によって生計を立てているのか，どのくらい経済的余裕があるのか，高校生になっても知らない子が少なくない．また，子供だけは何不自由なく育てたいという親心から，子供に家計に不相応な生活をさせている家庭が多い．人生の現実を直視させなければ，人生を甘く見て，夢見るばかりになり，そのつけは親に返ってくる．

## 2 ダイエットは原因ではない

### 1. ダイエットは初発症状

　本症はダイエットが原因であると誤って認識されていることが多い．過去に何度もダイエットを試みた経験のある患者は「以前はダイエットしても，反動ですぐに食べたくなって体重が戻っていたのに，今回だけは面白いほどやせられたし，途中でやめられなかった」と言う．すなわち，健康人が無理なダイエットをすると，必ず空腹による反動があり，かえって食欲が亢進して食べてしまい，異常なやせを維持することはできない．健康人の無理なダイエットは必ず失敗するのである．

　本症における異常なスピードでの発症とダイエットによるやせは，原因ではなく初発症状である．1999 年の初診患者 57 人の検討では，発病の始まりが自ら始めたダイエットであったのは 30 例（52％）で，大腸炎や感冒後の食欲不振が 5 例（7％）で，ダイエットの意志がなかったものは 22 人であった（図28）．その 22 人の患者の中でも，やせ始めたときは半数の者が嬉しいと感じている．またダイエット目的の患者は，「体型をよくしたかった」「美しくなりた

**図28　1999年初診の神経性食欲不振症患者57人の発病の契機**

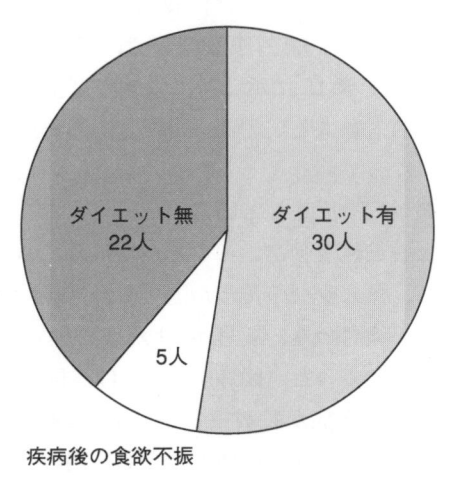

ダイエット無 22人
ダイエット有 30人
5人
疾病後の食欲不振

かった」など，肥満を気にしてダイエットしたと言うことが多い．しかし，発病時の体重は標準体重の平均90％で，むしろ標準体重の下限であり，明らかに体重に対する認識の偏りがある．さらに，当初の目的体重をはるかに下回り，美しさを通り越して異様なやせになっていても，やせを改善できないのは，体型や美しさが目的ではないことが明白である．

　なかには，小さいサイズとスリムなデザインの洋服を着たいがために，月経が止まっても異常なやせをダイエットで維持しているように見受けられる患者もいる．健康や他の楽しみを犠牲にしてまでも，人生の目標をやせること以外に見つけられない点では病気である．

## 2. 発病のきっかけはささいで思いがけないこと

　本症の好発年齢は思春期から青年期（10～30歳，平均17.8歳）の親離れの時期である．優れた学業成績などから自他ともに自立していると誤認している患者は，真の自立を求められる転校，受験，就職をきっかけに，なんらかのストレスを抱え，対応できず破綻をきたして発症すると考えられる．過度の勉学やスポーツ，人間関係のトラブル，いじめ，過敏で名誉心が強い性格に加えて肥満体を指摘されることや，家庭の内と世間の性に対する考えのギャップのため，ささいな性的体験なども契機になる．

　1999年1年間の初診患者数は60人で全員が女性，発病年齢は11.9～38.5歳で，その平均は18.1歳であった．当科への受診年齢は12.7～40.5歳で，その平均は20.8歳であった（図29）．複数回答で，患者が発病時に心理的にストレスと感じていた事象を表15に示した．家族内葛藤，勉学の過重，学校・職場の人間関係が3大ストレスといえる．ただし，発病後の異常行動のために家族との関係が不良になっていることもある．また，いじめ，ストーカー被害，介護負担などは現代の世相を反映している．

　摂食障害の発病には季節性変動があることが知られている．不食は日照時間に相関して，夏に多く，冬に少ない．わが国でも，神経性食欲不振症の発症は春から夏に多い．著者の検討でも，4月が19人（32％）と最も多く，68％が3～9月の春夏季に発病していた（図30）．これは，日本では4月が年度の始まりに相当し，摂食障害の発症年齢が主として10～20歳代であることを考えると，入学，進学，就職などに伴う心理・社会的要因の変化が関係していると

図29 1999年初診の神経性食欲不振症患者の発病と受診年齢

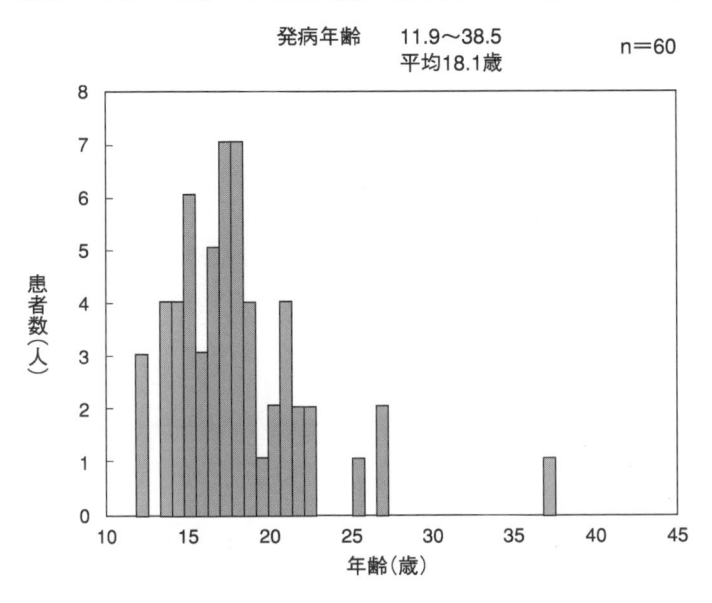

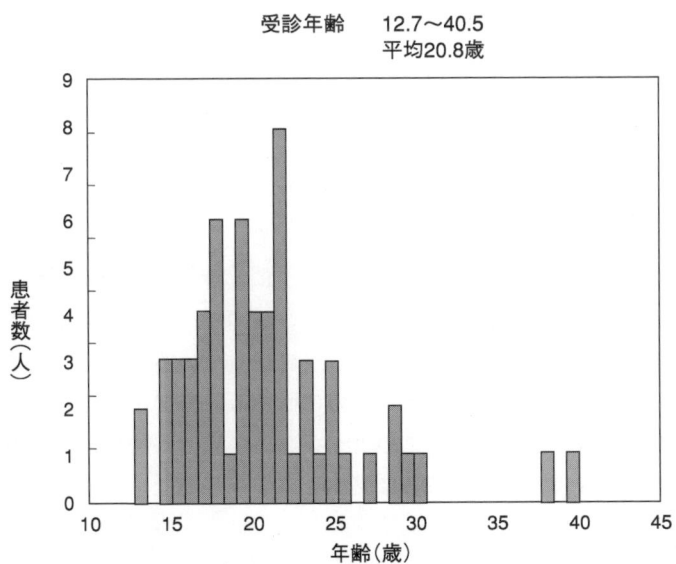

発病年齢　11.9〜38.5
　　　　　平均18.1歳　　　　n=60

受診年齢　12.7〜40.5
　　　　　平均20.8歳

表15　発病時のストレス要因（複数回答）

| | |
|---|---|
| ・家族内葛藤 | 24人 |
| 　　本人と親 | 14 |
| 　　本人と同胞 | 9 |
| 　　本人と祖母 | 1 |
| ・勉学の過重 | 22 |
| ・学校・職場の人間関係 | 18 |
| ・夫婦間，恋愛のトラブル（含妊娠中絶） | 9 |
| ・進学の失敗 | 8 |
| ・就職の失敗 | 6 |
| ・生活環境の変化（留学・転居・転勤） | 6 |
| ・身内の死 | 5 |
| ・他人からの体型の指摘 | 5 |
| ・いじめ | 5 |
| ・本人の疾病 | 4 |
| ・スポーツや職業上の減量 | 3 |
| ・ストーカー被害 | 2 |
| ・家族の介護 | 1 |

推測される．バセドウ病やステロイド治療の既往症は発病の契機として重要である．バセドウ病の発病時には大食しても体重が減少したが，甲状腺機能が正常化して病前より体重が増加したことがダイエットの引き金になったり，全身性ループスエリテマトーデスに対するプレドニンの治療で顔面が丸くなったことを嫌い，ダイエットを試みた症例もあった．

　最近多いのは，挫折するような出来事もなく，とても恵まれた環境で発病するケースである．患者は誰にも頼らないようにと育てられ，高学歴で自立を目指す女性ほど甘えてはいけないと言われているので，自ずと失敗できない，期待に応えなければいけないと思い込むようになっている．自分で決めるという自立教育もされないまま，実力もないのに何でも自分で決めなさいと突然あり余る自由の中に放り出される．このような患者の場合，将来の方針を決断することや年齢相応の役割をとることに漠然と自信がもてないことが発病の誘因になる．

図30 摂食障害の季節性変動

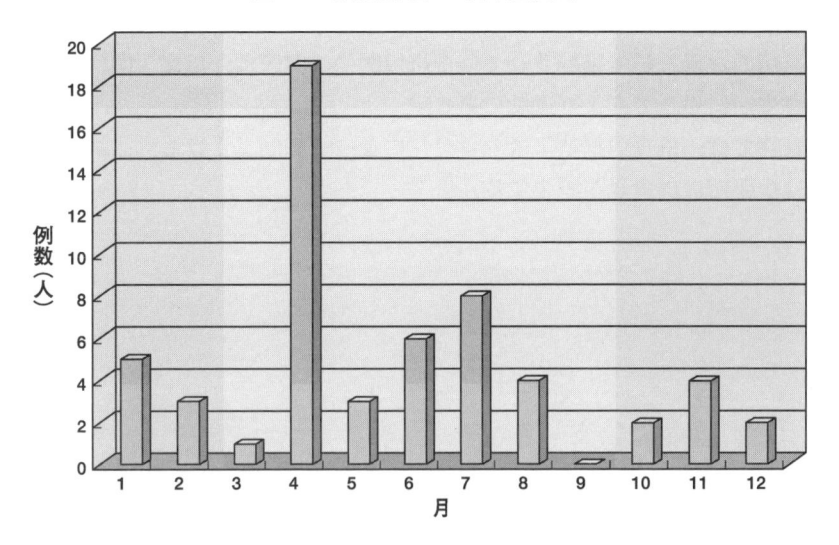

### サイドメモ 不登校や家庭内暴力

　思春期は，自分の心の変化を正確につかんだり，言葉にして相手に伝えることが下手なので，心の葛藤は，拒食，過食などの摂食異常，摂食異常以外の心身症，不登校，家庭内暴力などの行動異常として現れやすい．これらはすべて自立に失敗した状態といえる．それゆえに，心身症と神経性食欲不振症，登校拒否と神経性食欲不振症，家庭内暴力と神経性食欲不振症は時としてセットで，あるいは時期を変えて同じ患者に出現する．

## 3．発病が女性に多いのはなぜ？

　男性患者の比率は，欧米で5％，日本では1％，著者の施設で1.5％ある．女性に多い理由として次のことが指摘されている．
- やせ願望，またやせを自己評価の対象にする傾向は，若い女性に普遍的にあり，やせは自分の付加価値を上げる手段になる．
- 現代は過去の女性が直面したことのない変化の大きい時代で，母親でさえいかに生きるべきかのモデルになりえず，思春期女性の抱えるストレスが大きい．

- 女子の思春期の肉体的変化は男子のそれに比べて顕著で，受容するには困難がある．
- 発病の背景として指摘されている母娘関係の問題は，母息子関係より強く，食生活に対してもより過敏である．
- 動物では，摂食中枢はエストロゲンによって抑制を受ける．メスラットでは排卵期に摂食量が減少する．

# 2 精神病理
## 得るものを得,乗り越えるべきものが乗り越えられない

### 1. 思春期後期から青春期のテーマをクリアできない

　明確な定義はないものの,思春期は10〜18歳,青年期は19〜30歳とされている.本症の好発年齢は16〜18歳の思春期後期で,病気を抱えて青年期に入ることが多い.思春期後期とは,「自分とは何者か?」「どう生きるべきか?」「何を自分の自信や支えにするか?」というテーマをもつようになり,親や教師がよいと評価する物事を信じて行ってきた時代の終りである.身体的には成人と同等になり,知識は豊富になり,心理的には自分の内面に目を向け,親からの自立とアイデンティティーの確立がテーマになる.

　経済的には自立できないものの,子供のころの親に頼って生きることから,自分の判断で行動して,その結果を甘受して人のせいにしない,つまり自分を頼りに生きることへの過渡期である.まだまだ未熟で,時に極端でも,自分なりの価値観や意見をもって,親や先生とは独立した自分の存在や個性を主張するようになる.経済的には親に全面的に依存しているにもかかわらず,親と違う意見をもったり,親を批判したり,反抗的な行動をとったりする.ノーと言えば,ノーと言った手前,意地でも自分の意見通りに貫徹しなければならないということになり,おのずとたくましさが育つ機会になる.

　アイデンティティーとは,「自分とは何者か?」「何のために生きているのか?」の答え探しである.アイデンティティー,「私は私」は生まれた時から築かれている.世の中や周囲の人を信頼し,なかでも一番に自分を信頼して生きていくことの基本は,乳児期の親との関係で得られる.泣けば抱っこを,お腹が空けばお乳を適切に与えられかわいがられるという日々の行為から得ていく.幼児期には,躾けという枠を自分で取り込むことによって自分の衝動をコントロールしていき,児童期には,そのコントロールの中で自分が自分の行動の中心になるという自発性が身につく.学童期には,自発性と外からの要求の

バランスがとれ，本人が達成感や自分は自分なりにやっていけるという有能感を身につけ，これは社会で生活する欠くことのできない原動力や支えになる．

そして，それまでに本人に意識されることなく形作られたアイデンティティーは，思春期・青年期に意識の水面に顔を出す．親や教師がよいという人をモデルに行動してきたものの，「これでいいのかな」と思い始め，理想にしていた像と違う自分の存在に気づき，本当の自分らしさを確立する．何らかの自分の価値観や判断基準を持って，自分の行動を決定し，その結果が悪くとも自分で受けて乗り越えなければならない．不安や恐怖さえ感じる場合もある．本症患者の口からは，おしなべて「自立したいけれど自信がない」「自己決定が怖い」という言葉を聞く．

> **サイドメモ** 押し付けられた受験勉強
>
> 最近，学童期の有能感を得ることに失敗するような現象がある．たとえば，受験のために塾や親から要求される勉強が，本人の要求の度合を越えて過剰な場合，義務感と受け身で勉強していると，「自分には能力がない」という劣等感か，あるいは，「他人に勝った」という競争心ばかりで，「自分の戦う相手は自分」という充実感や安堵感は得られない．また，思春期・青年期に，不安や恐怖のあまり自己決定を先送りしたり，他人の言いなりになると，アイデンティティーは確立できず，「自分」がないままになる．

## 2．発達の未熟さが問題をすり替える

本症にみられる異常な心理の精神分析は，Freud以来の「女性としての性の拒否」「成熟拒否」が有名である．しかし，今日の多くの患者は，単純に女性性の拒否では説明できず，男女を問わず思春期～青年期の2大テーマである，自立とアイデンティティーの確立に問題がある．

それに関してBluchは，本症にみられる食の異常は表面的なもので，本質はアイデンティティーの獲得の障害であるとみなし，病因は乳児期の母親との交流の障害にあるとした．それは，乳児が飢餓という不快感のために泣くと，母親は泣き声を空腹のサインと察知して授乳する．このような母親の適切なフィードバックがあってはじめて，乳児の自分の欲求の認識が育ち，アイデンティティー形成の基盤，すなわち基本的信頼が獲得されるが，本症ではこの段階

に問題があるとした．MastersonやSoursは，母子関係の発達段階における分離-個体化の時期の障害と考えた．

健康な幼児と母親の関係では，母親から離れて活発に動き回るころに，一時，母親の姿が見えないと不安がるという矛盾した時期がある．母親との分離不安とみなされているが，本症患者ではこの発達課題が達成されておらず，思春期に自己を確立しようとする時に，この心理的葛藤が身体的問題（あくなきやせ願望や肥満恐怖）にすり替えられると考える．

## 3．十分甘えられず，うまく自立できない

最近，専門家や教育に関わる者の間で，あまりに手のかからない一見自立しているような，または甘えてこない幼児や児童には特別な注意が必要であることが常識になっている．早すぎる自立は無理している，あるいはさせられているため偽物で，子供はしっかり甘えることで安心して自立できることがはっきりしているからである．

甘えさせるとは，好きなようにわがままにさせることではなく，いかに，愛情と心の安定を与えられるかである．乳児期には，よく抱いてあげる，大切に扱うなど，物心ついてからは，優しい言葉をかける，いつも気にしていることを伝える，一緒に食事をとる，小さい兄弟がいても本人が親を独占できる時間をもつなどである．そして，ありのままの「できない」「失敗した」「弱虫の」子供をそのまま受け入れることである．

しかし，思春期後期までこの調子では甘やかしすぎで，巣立つための勇気やエネルギー不足になる．学童期ころから，困った時にはいつでも待機しているから安心しなさいと知らせながら，親のほうから徐々に離れていくようにすべきである．本症の患者には，本来は甘えたいと切望しながら，甘えることが下手であったり，家族，特に母親の性格や余裕のなさのために，本人は十分甘えられなかったと思っている場合が多い．

## 4．身についていないコーピング・スキル

コープ（cope）とは，「困難なことなどをうまく処理する」とか，「なんとかうまくやっていく」という意味がある．神経性食欲不振症患者は，この能力

の未熟さがあると考えられる．性格や養育環境の他に，偏った知識や体験学習の少なさも関与している．完璧主義で強迫的な性格，家族内葛藤があったり，コーピング・スキルを学習できる適切な家族内のモデルがいない，白か黒かの極端な判断パターンや，優等生ゆえに大きな挫折体験もなかったという生育歴などは，コーピング・スキルの未熟さに影響する．健康人の多くは，患者と同じような進学の失敗や人間関係のトラブルがあっても発病しないが，本症患者では発病の契機になっている．

　本症の治療は，栄養療法とコーピング・スキルの向上といっても過言ではない．コーピング・スキルの向上には，本人の不合理な信念や思い込み（認知）や行動パターンを修正し，実社会で体験学習していく必要がある．これを支えるのが精神療法である．

## 5．認知に大きな偏りがある

　外界や自分の体の快不快などの情報を知覚して評価し，それに対処する行動を起こすことを認知という．認知によって思考，行動，感情が影響を受ける．ヒトの認知は，養育環境や学習にも影響を受けるので，一律ではなく個人差がある．本症では健康人と比較して，認知にも大きな偏りがあることが指摘されている．これらの認知の偏りのために患者は病気の世界にこもりやすく，治療者や他人のアドバイスを有効に受けとらない．「35 kg 以上に体重が増えると自分の人生はおしまいだ」と思い込んでいる患者を，35 kg 以上にすることは至難の技である．

　以下の傾向があり，特に体重と食に対する患者の認知の偏りを修正することが，治癒への一歩となる．そして，このことを治療の基盤にしたものが，認知療法や認知行動療法である．

〔身体に関する障害〕
満腹か空腹かわからない．食事の適量がわからない．感情をもてない．
〔全か無かの思考〕
理想通りの物が手に入らないのなら，何も手に入れないほうがよい．
〔選択的抽出（事実を無視してささいなことから結論づける）〕
アルバイトで採用されなかったのは，太っていたからに違いない．

〔過度の一般化〕
運動しなければ食事をしてはいけない．
〔極端化〕
体重が1kg増えたらもう絶望的だ．
〔「ねばならない」思考〕
楽しんだり，楽をすべきではない．
〔自己中心的，迷信的な関係づけや解釈〕
甘い食品を食べると必ずにきびができる．

# Ⅲ章

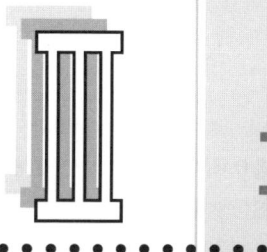

# 内科医が行う治療

# 1 治療のストラテジー

　本症は，やせにしがみついて自信の拠り所にしたり，やせることで現実から逃避したり，やせという手段で自分のSOSを出すという，ストレスへの不適切で未熟な対応の結果である．ストレスがなくなるか，ストレスへの適切な対応ができるようになれば，本症は治る．しかし，現実社会ではストレスはなくなることはない．そこで，ストレスの適切な対応を身につけていくことが本症の最終目的になる．この過程は病院の中だけでは達成できない．本人の病気や気持ちを理解している医療スタッフに守られながらこのプロセスはスタートするが，現実社会で患者が生活できることが到達目標である．

　治療では，医療者は，患者の認知や思考の偏りを修正することを手伝い，患者が今後起こりうる出来事やそれに派生するストレスを，試行錯誤で取り組んで解決していくことをサポートする．学校生活だけでなくアルバイトや習い事などを体験学習として利用していく．すなわち，患者それぞれの性格，自立とアイデンティティーの確立の程度，家庭状況，家族の協力の程度，患者を取り巻く社会環境の良否（親戚や友人のサポート，学校や会社での人間関係），さらに患者や環境に影響を及ぼす偶然の出来事を考慮に入れながら，患者の心理的な変化に歩調を合わせてつきあっていくのである．

　このように，本症の治療は患者一人一人に対応させて行うので，千差万別であるのが特徴である．そして，このような対応は，主に精神科医が担当している分野である．この点が，一般内科医にとって理解しにくく，敬遠される原因となっている．しかしながら，患者が健康な時には家族，親戚，先輩，友人も十分サポートできたはずであり，病気の特徴を知っていること，身体的状態をチェックできることから，一般内科医にも十分に行えるはずである．

　ところで，問題はやせに伴う飢餓症候群ややせによる身体的障害が治療の妨げになることである．飢餓症候群がいかに患者の生活を制限するか，また，情緒，認識，判断力にまでいかに影響を及ぼすかはすでに述べた．通学やアルバ

**図31 神経性食欲不振症の治療の概略**

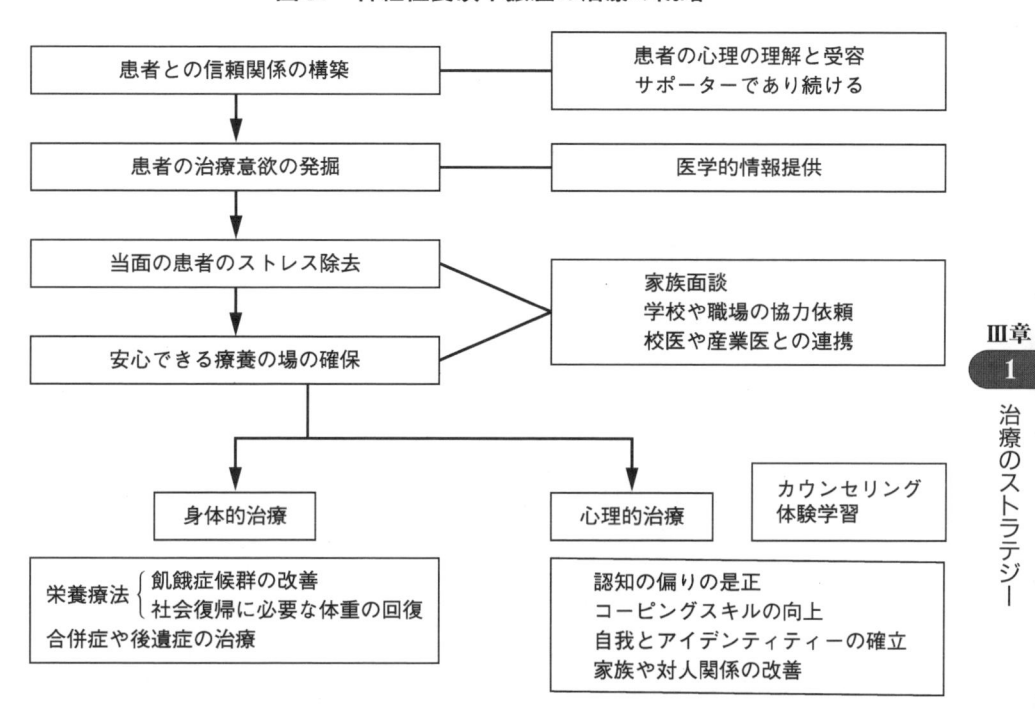

```
患者との信頼関係の構築 ────── 患者の心理の理解と受容
           │                    サポーターであり続ける
           ▼
患者の治療意欲の発掘 ────────── 医学的情報提供
           │
           ▼
当面の患者のストレス除去
           │                    家族面談
           ▼                    学校や職場の協力依頼
安心できる療養の場の確保 ─────── 校医や産業医との連携
           │
    ┌──────┴──────┐
    ▼             ▼           カウンセリング
 身体的治療      心理的治療      体験学習

栄養療法｛飢餓症候群の改善       認知の偏りの是正
        社会復帰に必要な体重の回復  コーピングスキルの向上
合併症や後遺症の治療             自我とアイデンティティーの確立
                                家族や対人関係の改善
```

イトにもある程度の脳機能，筋力，体力が必須である．数 kg の体重の増加が，やせへのこだわりを軽くし，食行動異常を緩和し，笑顔を取り戻させ，コミュニケーションを円滑にさせることをこれまで経験している．体重増加や有効な栄養療法がなされなければ，心理療法は成功しない．合併症や後遺症の予防のためだけでなく，心理的治療を有効にし，患者が実社会で体験学習をしてコーピングスキルを向上させ，楽に生きていくために，内科的治療を必要としているのである．

本症の治療のストラテジーの概略を図 31 に示した．

## 1. 治したい気持ちをもたせる

患者は若く経験も少ないうえに，正しい医学的知識が乏しいことが多い．医学的な知識を詳しく説明することで，患者の治したいという動機を引き出す．

やせによるデメリットがメリットを超えれば，やせている意味は少なくなり，治そうという意欲が湧いてくることをねらう．本症の患者は相手に対する評価が厳しく，理知的なので，具体的に説明する．本人の検査の異常値を説明する場合は，「悪くなる」のような脅かしではなく，どうすれば異常値を改善させられるかまで話して，安心と目的を持たせることが重要である．

## 2. 当面の患者のストレスを除去する

　原因や発病のきっかけではなくても，今現在，治そうという患者の気持ちが起こるのを妨げているストレスを軽減する．たとえば，学業の荷重，クラブ活動や交友関係のトラブル（いじめ），家庭内の無理解や葛藤，職場のトラブルなどで，学校や職場や家族への協力を依頼したり，診断書で荷重を軽くしたり，入院を緊急避難や休息の機会にする．

## 3. 安心して療養できる環境をつくる

　外来治療を行う場合，療養の場は家庭である．人は，ありのままの自分を認めて受け入れてくれる安心できる場が必要で，この場を得ることをセーフティ・ニーズが満たされるという．それが満たされてはじめて向上したい，よくなりたいという気持ちが芽生える．これをグロース・ニーズとよぶ．

　なかなか好転しない患者の場合，セーフティ・ニーズが満たされていない．患者は「居場所がない」とよく言う．このセーフティ・ニーズが満たされるような療養の場をつくるアドバイスをする．まさに，家族の理解とサポート，学校や職場の協力である．

## 4. コーピングスキルを向上させる

　やせることで対峙することを避けていた現実問題をどうにか解決できれば，やせている必要がなくなり，治癒すると言える．30 kg台の体重でいるというこだわりを約8年変えることができず，他人とのつきあいが恐怖にまでなっていた患者がいた．最初はほんのささいな失敗にも落ち込み，他人の目を過敏に心配し，何回も自殺企図を計った．引きこもりから内職，ついでパート勤務を

し，アルバイトを転々と変えながらも，いろいろな経験をして，物事をひどく偏らずに受け取れるようになり，融通のきく選択ができるようになった．誰にとってもストレスになるような出来事もどうにか自力で解決しているようだった．その時，彼女は，「私の問題はやせることではなく，他人とのつきあいに自信がもてないことです」と自分から話して回復に向かった．一つの考え方も固執したり，「こうならなければならない」とあまり思わなくなったとも語った．

　コープ（cope）とは，「困難なことなどをうまく処理する」とか，「なんとかうまくやっていく」という意味で，神経性食欲不振症患者は，この能力の未熟さがあると考えられる．本症の治療は，コーピング・スキルの向上と言っても過言ではない．コーピング・スキルの向上には，本人の不合理な信念や思い込み（認知）や行動パターンを修正し，実社会で体験学習していく必要がある．本症になりやすい性格や養育歴，幼少時より作られた思考や認知の偏り，問題を抱えた家族システム，やせを礼賛する文化や社会的風潮に大きな影響を受けている患者が，認知の偏りを修正し，やせ以外の方法でストレスに対応するという適切な行動パターンを身につけることは時間がかかり，困難を伴う作業である．一様な方法があるわけではないし，早急には達成されない．また，最終目標は社会に適応して生活することであるから，長期間病院に入院させてもそれは訓練されない．やはり，アルバイトやグループ活動などの体験学習でソーシャルスキルを学び，自信をつけるという試行錯誤をしていくしかない．

Ⅲ章 1 治療のストラテジー

# 2 心理的なサポートのしかた

　患者の生活は日々変化している．例えば，学生であれば進学，新たな友人関係，試験，クラブ活動，修学旅行，塾，留学やホームステイなどである．他人とのコミュニケーションが苦手ということがその患者の心理的な問題になっている場合，これらの出来事のたびに，自分の認知の適切さ，コーピングスキル，自立性が試され，訓練され，患者は心理的に変化していく．医療者は患者それぞれの性格，自立性の程度，家庭状況，家族の協力の程度，（親戚や友人のサポート，学校や会社での人間関係を含めた）患者を取り巻く社会環境の良否，さらに患者や環境に影響を及ぼす偶然の出来事を考慮に入れながら，患者の心理的な変化に歩調を合わせてつきあっていくのである．

## ① 治療者と患者の基本的関係

### 1．治療者はあくまで援助者である

　家族に「すべておまかせします」と言われることがあるが，共同生活者ではないので，引き受けることはできない．治療者は，低栄養状態の心身の異常とその対応を知っていること，治癒した患者の情報を持っていること，薬物治療で部分的に改善させることで対応しているのであり，患者の治療への動機を強化し，偏った認知を修正するよう努め，本人にとってストレスになっている環境を変えるヒントを家族にアドバイスしているのである．
　生活上での工夫や改善の実行にあたっては，その決定はあくまで患者と家族によってされるべきである．患者の精神的成長や，ストレスになりうる環境の改善によって患者がやせに逃げ込まなくなる状態になれば，体重は増え，治癒

する．

## 2．サポートには限界があることを伝える

　なかなか体重が増えない患者の本音は「まだ治りたくない」である．いつかは治さなければいけないとわかっていても，現実に戻るつらさや自信のなさが強く，「食べています」「努力しています」と言いながら，「やっぱり太りたくないんです」と白状する．治りたいふりをして，医者にいい顔をしていても，そのうちいい顔できなくなり受診が中断される．そこで，無駄な演技や徒労をさせないために，常に治したい患者しかサポートできないことを伝える．

## 3．時に味方するが，あくまで公平

　患者や家族とは対立したり，批判したり，説教する関係ではない．患者の言い分を好意をもって客観的に聞きながら，家族からの情報も聞くという公平な立場を取る．
　しかし，患者は精神的に退行しており，年齢相応の思考・実行・忍耐力を欠いていることが多い．患者が変わるより，健康な家族が変化するほうがより簡単な場合が多いので，できない患者の側に立って，時には患者の味方になって生活上のアドバイスをすることが多い．

## 4．治療の目標を絞りこむ

　治療者は，やせより精神的なことに注目して，本症の治療は単に体重を戻すだけではなく，抱えている問題の解決を家族とともにサポートすることを伝える．
　患者は目先の目標を決める方が努力しやすいので，治療者は優先順位をつけて，目標を絞りこむようにする．もし，①1,300 kcal の食事，②運動は控える，③体重を維持すると3項目を決めると，患者は守ることが苦痛になる．一方，「今の体重を維持することだけを目標にする」と決めた場合，減らさなければ何を食べてもいいし，特別過激なものを除いて運動量も制限しなくてもよい．すると，患者は気楽に生活を考え，工夫もできる．

同様に,「高校を卒業して,浪人はしたくない」という希望が強い場合,推薦入学を狙って出席と通常のテストのみに励むか,出席日数は最低にして体力を温存して,予備校の進学カウンセラーと協力して受験勉強にのみ専念するかという絞りこみをすることも必要である.

## 5. 対応は体重に合わせて行う

本症の回復は,生育の歴史を早送りのビデオのように見るようなものである.つまり,体重によって生活能力や心理状態,母親との関係,社会性が変化するからである(**表16**).ということは,医療者も家族も対応を変える必要がある.30 kg以下(小学校3年生の平均体重)の患者に常識を説教しても始まらないし,自立させようと,判断を全面的にまかせてもらちがあかない.

反対に,40 kg(学校6年生の平均体重で,この時期は反抗期)にもなって,なんでも手を貸したり,したいことを制限すると,本人はうっとうしく感じる.むしろ友達とのつきあいやアルバイトが重要になる.

表16 患者の体重による心身の状態に合わせた一般的対応

|  | 30 kg以下 | 30〜35 kg | 35〜40 kg | 40〜45 kg |
|---|---|---|---|---|
| 生活能力 | 入院 | 入院<br>自宅療養<br>通学通勤まあ可 | 通学通勤可<br>体育一部禁止 | 制限なし |
| 思考・洞察力 | 不良 | やや不良 | やや良好 | 良好 |
| 心理状態 | 不安定/躁 | やや不安定 | やや安定 | かなり安定 |
| 不安 | 何でも不安 | 不安 | やや不安 特定可能な不安 ||
| 母親との関係 | 共存(べったり)<br>子供返り(甘え) | やや共存 | やや自立<br>反抗的 | かなり自立 |
| 友人との交際 | 拒否 | やや拒否 | やや受容 | 積極的に受容 |
| アルバイトなど | 不可 | 勧められない | 可能 | 積極的 |
| 家族の対応 | 休ませる<br>安心の場 | 安心の場 | 自立を促してみる | 自立を助ける |
| 医療 | 救命 | 体重増加 || 月経治療 |

## 6. 体重の増減だけにとらわれない

　患者の中には，治癒する間際まで治したい自分とやせのままでいたい自分が常に葛藤している．いったん決めた治療法に対して急に変更を希望したり，体重を偽ったりするのは，その表れである．患者が正直に太ることが怖いと言っても，体重が減っても責めないことをあらかじめ伝える．体重が減った場合は，原因を本人と検討し，本人が可能と判断した解決策を決定し，次回までの目標とするようにする．外来診療は，やせを責める場ではなく，苦しんでいる心身の問題に対して，対策を相談する場であることを伝える．

　また，体重が増えた場合は，手放しで喜ぶという家族がよくする過ちを犯してはならない．まず，ほめるが，同時に患者の衝撃，不安，落ち込みを気遣う．本人が大丈夫と答えても，涙ぐむこともある．患者が落ち着いていれば，体重が増えたことの，心身のメリットとデメリットを尋ねて，体重増加のよい点を確認する（表17）．さらに体重を増やすような期待や負担をかけてはならない．次の受診までに維持を約束させる．家族には安心してサポートの手を緩めないように，先手を打ってアドバイスする．

表17　体重の変化に伴う心身の変化（患者レポートより）

|  | 30〜35 kg | 35〜40 kg |
|---|---|---|
| 話し方 | 冗長 | 要点を絞れる． |
|  | 笑いなし． | 笑える． |
| 話題 | 食事が中心 | 食以外の社会的な話題もできる． |
| 生活 | スケジュール通り | 時間に融通がきく． |
|  | 落ち着かない． | 落ち着いてテレビを見る． |
|  | 焦る． |  |
|  | 食の雑誌や番組ばかり興味を示す． | 食以外の番組を見る． |
| 他人との関わり | 他人が気になる． | 他人があまり気にならない． |
|  | 他人と会話ができない． | 他人に合わせて会話ができる． |
| 体力 | 歩行や階段がきつい． | 小走りできる． |
|  | 犬に引っ張られる． | 犬と一緒に走ることができる． |

## 7. 容易で安全な方法を選ぶ

　本症の患者は，実力より高い目標を設定しやすく，できないことを認めたがらず，常に自分ができないことを責めている．無理な目標を立てて達成できないより，比較的容易に達成できる目標と方法を探す．また患者は安心したいので，否定するよりどんな小さなことでもよい点を評価する．

　本症患者には余力はない．また，プライドや見栄という他人の目を意識した感情は容易には捨てない．少ない力で，ある程度のプライドを守るために，現時点で最良の目的を達成できるような方法を選択する．また，できるかぎり最後まで可能性が残るような選択も考える．

### 症例
## 一貫教育の有名校入学のストレスで発症した20代女性

　母親の希望で，小学校から大学まで一貫教育の学校に入学した．嫌がる本人に，優秀な家庭教師をつけて，やっと大学に進級した．身長155 cm，体重は48 kgであったが，ダイエットで40 kgまで減量したところ，無月経と反動の過食が出現した．母親が食べ物を買い置きするから過食が止まらないとか，食事時間が遅くなってお腹が空きすぎたから食べすぎたと言っては，母親に暴力をふるうようになった．

　やせや無月経の弊害，過食がダイエットの反動であることを話しても，本人はやせていなければ自分の価値がないと言い張った．家族は，有名大学の名前に執着していたが，徐々に態度が変わり，本人の背伸びと劣等感の裏返しがやせへの執着と気づいた．家族は退学を勧めたが，じっくり話し合った結果，ほかにこれといって自信が持てることのない本人にとっては，卒業証書が自信になるという結論に達し，留年しながらでも卒業することを目標に，家族でサポートすることとした．他大学への編入や専門学校の入学は，本人が受験勉強のほうがつらいと言ったため選択しなかった．

　自立心を養う体験学習として，独り暮らしやアルバイトにも挑戦した．人間関係の難しさでアルバイトを中途でやめることもあったが，数を重ねるたびに，しだいに長続きするようになった．留年しながらなんとか卒業までこぎつけた．

両親は就職を強要せず，本人も正社員になるのがまだ不安なので，そのままアルバイトを続けた．アルバイトは問題なくこなせるようになり，体重は 45 kg を維持して月経が回復した．

本人は，無理なダイエットが過食を誘発すること，外見以外に自信をもつことが大切であることを少しずつ理解している．

この場合，家族に留年させられる経済的余裕があったこと，体重が 40 kg を維持でき，アルバイトが可能であったことがよい要因である．退学して，新たなる進路を模索するという健康人の選択は，本症の患者には次のストレスになるので，その前にいろいろな妥協策を家族で協議した．

## 8．言ってはいけないことと責めないこと

理由もなく，食べることを強要しない．「太る」という言葉に過敏なため，体重が増加したとか，顔色がよくなったと言い換える．それ以外は特に気をつかう必要はない．また，努力したことや達成できたことを評価し，不十分な点は責めるのではなく改善策を一緒に考える姿勢をもつ．

# 2 一般心理療法

心身の不調に悩む患者に対する基本的な面接法である．これは決して心療内科や精神科の得意技ではなく，全人的医療を目指す一般医は意識せずして行っていることである．つまり，共感をもって患者の訴えを聴き，「受容」，「支持」，「保証」することである．患者は安心し，自分の問題を洞察する能力を取り戻すことが最終目標である．

「受容」とは，まず患者の訴えをありのまま受け入れて，ひたすら「あなたの味方ですよ」という感じで話に聞き入ることである．患者の性格や認知の偏りによる事実と異なる物事のとらえ方であっても，患者の背景をさぐりながら聴いていくと，「この患者がこんな状況に置かれるとそう感じるのだな」という見方ができ，「こういう患者ならそれはどんなにつらいだろうか」と共感することができる．患者は，最初は事実を歪曲してとらえていても，治療が進む

につれて，自ら修正していく．

「支持」とは，この患者の訴えを批判せずに，「そう感じるのですね」というように，肯定的に温かく受け止めることである．

「保証」とは，患者の訴える症状のしくみを説明し，治療に従えば必ず治るということや，医師は患者の味方であるということを保証するものである．

---

**患者**
「どうしても食べられないんです．」
「食べないでいると安心なんです」

「どうすると食べられるんでしょうか？」


治療が進むにつれて，
「私の中に治したい自分と治りたくない自分がいるんです」
「治りたくない自分が強いんです」

「治したい自分を強くするために，治る目的を持とうと思うんですが」

**医療者**
大きくうなずく（受容）
「そういう気持ちになるんですね」（支持）

「やせに逃げ込まないですむ状態になれば必ず食べられますよ」
「つらい作業ですが，一緒にお付き合いしますよ」（保証）


「二人の自分がいるんですね」（受容）
「この病気では最後の最後までそうです」（支持）

「それはいい方法です．治った時のメリットがやせているデメリットを越えることは大切です」（保証）

# 3 外来における治療

## 1 まず信頼関係をつくる努力から

　軽・中等症ならば，専門医でなくても，疾患を理解したうえで，親身に患者の話を聞くことで十分である．患者のストレスや悩みは，実は医療者でなくても常識的に十分対応できるものである．本来は家族をはじめ身近な人がサポートすべきで，小さいころから顔なじみで，家族背景も知っている家庭医，学校医の方が適当なのである．

　本症の患者は，他人の評価に敏感であるとともに，家族を含めて他人の「顔色」や「機嫌」を深読みしやすい．また，「底なしの不信感」ともいわれるところの「誰も信じない」傾向にある．また，医療者や家族は，本人を健康体重まで太らせる人たちと警戒している．

　治療関係のまず第一歩は，医療者が患者の心理や本症の精神病理を理解していることを伝え，信頼関係の一歩を築くことにある．そのために，まず，患者のつらい状況への共感が必要である．

　食べようとしても，もたれや一口食べると永久に太ってしまうような恐怖のために食べられないこと，低栄養に対する生体の反動として異常な食欲が出現して，興味も思考も食べ物のことでいっぱいというつらさを理解していることを伝える．

　本症のからくりに気がついていない患者には，やせていることの利点と困った点をあげさせ，他の患者の例をあげてやせの意味を伝えると，表面では病気を否定していた患者でも，泣いて現在のつらさを話すことが多い．

> **サイドメモ** タブー
>
> 医療者として，初診でしてはいけない最低限のタブーは次のことである．
> - 食べないことを叱る．
> - 「食べれば治る」と言う．
> - この病気に特有な異常の出る検査項目ではなく，ごく一般的な検査をして，「どこも悪くありませんよ」と言う．
> - 精神病扱いする．

## 2 治したい動機を引き出す
―― 医学情報からやせの弊害を理解させる

　やせの利点と欠点を天秤にかけて，やせの利点を越えて治そうと思える患者のみが治療に導入できる．治そうとする動機の発掘と強化のために，まず医学的情報を正確に提供する．それでもやせの利点にしがみついている患者は，時間をかけて，本人の意識や状況（進学や就職）の変化を待ったり，家族に，本人にとってストレスになっている環境を変えることを依頼するしかない．

　I章で述べた通り，患者の希求するやせは外見的な美しさのためではなく，現実からの逃避という意味があるので，通り一遍の検査値の異常や身体的な合併症や後遺症を説明しても，極端な場合，死の危険を話しても，治療意欲はわかない．

　しかし，予想以上に患者の知識は乏しいので，次に述べる情報（**表18**）を提供すると，10％の患者は治癒を望み，70％以上が少なくとも今より体重を増加させる気持ちになる．精神的な悩みがあって，やせにしがみついていることをよく理解したうえで，その問題を解決するには時間も体力も思考力も必要なので，とりあえず今は命に別状ないところまで，もっとできるなら後遺症が残りにくく，社会生活を最低限送ることができる体重まで戻すことを目的に，本人の増えてもよい体重を少しでも釣り上げるというのがコンセプトである．体重を増やせば，思考力も体力も改善し，逃げてきた問題を解決する力も増加するのは当然で，これも狙いである．

残り20％くらいは，体が朽ち果ててもやせていれば安心という異常な状態で，ちょっとやそっとでは治そう，体重を増やそうという気持ちの変化は起きない．80％の患者の動機づけを狙って話すのは次のことである．

## 1. 標準体重を設ける意味

ほとんどの患者は標準体重の計算ができないし，標準体重の85〜90％以下では月経が止まるということを知らない．ましてや，標準体重の意味や標準体重者が最も病気にかかりにくいこと，それは生命保険会社の経営の基本になっているほど重要なことを知らない．

標準体重の80％以下（本症の診断基準）なら，重い病気がないか調べなければいけないこと，厚生省は，冬季は標準体重70％，夏季は60％を切ると早期入院させるよう指示を出していることを伝える．これだけで，重大な状態になっていると気づき，入院を嫌い，治そうとする軽症例もある．社会的な基準体重として，進学，留学，就職の健康診断時には最低40 kgを要求されるので，40 kgまでは増やそうと考える例もある．

表18　患者への情報提供

---

①体重について
- 標準体重（IBW）
- 月経発来に必要な体重：IBW×0.9，本症の診断：IBW×0.8
- 厚生省治療調査班で定められた早期入院が必要な体重：IBW×0.7（冬季），IBW×0.6（夏季）
- 社会的な基準体重：40 kg（進学，就職，留学，ホームステイに必須）

②低栄養や飢餓の合併症について
- 無月経，および無理な月経誘発の弊害
- 身体所見や検査結果の異常：特に脱毛，骨密度の低下，自律神経失調症状，胃腸機能の低下，思考力や作業能力の低下，強迫恐怖症候群，嘔吐，下痢や利尿剤乱用による合併症（電解質異常，不整脈，大腸障害）

③症状の悪循環について

④無理なダイエットの困難さについて

## 2. 低体重は健康体のミニチュアではない

　個人の適正体重は遺伝子によって規定されていること，極端な低体重を維持することは自分の遺伝子と戦うことで，極端なダイエットの反動としての異常な食欲という本能と戦うことなので，はじめから負け戦であることを患者は知らない．低体重とは健康体のミニチュアではない．生体機能は正常のまま大きさだけが小さくなるのではなく，脂肪組織，筋肉，肝臓や脳，骨を削って体重は減少している．そのことは，生命を維持するうえでとても危険であることを患者は知らないのである．

## 3. 体の成り立ち

　脂肪のない，筋肉だけの体にしたいと患者は言い張る．しかし低体重では自分の筋肉をエネルギーに変えており，よい筋肉には炭水化物が最も大切である．また，神経性食欲不振症患者では，極度のやせを経験した後，体重が正常範囲内になって体脂肪量が正常域まで回復しても，体脂肪が体幹や骨盤に多く分布して太鼓腹体形になるという．

　筋肉を作るには炭水化物が必要であること，また体重増加後における体脂肪の分布が変化してしまうことを患者は知らない．

## 4. 飢餓症候群はやせのもたらしたもの

　自分でも手を焼いている最近の自分の性格の変化が，やせによって起こっていることを患者は知らない．思考，行動をはじめとする生活全般が飢餓による異常な食欲や食べ物への興味に乗っ取られて，自分らしい楽しい日々を送ることができないことを，自分の性格が変化したためと悩んでいる．なんでも不安になり，ささいなことが気になり，強迫的にこだわることが飢餓のせいとは思わず，無為に自分を責めている．それがやせの合併症で，体重を増やすことで治ると知るとむしろ安心する．

## 5. 症状は悪循環 (malignant cycle) する

　一度やせると，その体重にとどまるどころか，さらにやせたくなる理由を知らない．現実逃避のためにやせの世界に入っても，やせや脳機能の低下のため，通常ならできることもできなくなり，さらにストレスや挫折感を背負ってしまうことになる．そして，その現実からも逃避するためにさらにやせることを目指してしまう．

```
・やせ → 胃腸機能や脳機能の低下 → 摂食量の低下 → もっとやせる
・やせ → 能力の低下 → 挫折 → 現実逃避 → もっとやせたい
```

## 6. 嘔吐や下剤・利尿剤の乱用で行くつく先はまた過食

　ファッションモデルがやせを維持するために簡単に吐いたり，薬を使っていることを見聞きしているので，嘔吐，下剤や利尿剤乱用の合併症もはっきり教えなければならない．吐くのは，食べたものだけと勘違いしているが，本来リサイクルされるべき数リットルの唾液や胃液も失い，体のクロールやカリウムが減って，だるさ，筋力低下，大腸運動低下（重症の便秘），不整脈を起こし，さらに食道炎，唾液腺肥大へつながっていくと，さらなる過食衝動をもたらす．

```
・飢餓 → 過食 → 肥満恐怖 → 嘔吐や下剤の乱用 → 飢餓
```

という悪循環も伝えるべきである．
　嘔吐を繰り返し，下剤を乱用すると，なぜ過食がさらにひどくなり，便秘がさらにひどくなるのか知らないで，便秘をまるで人のせいのように訴える．便量は炭水化物量と健康な腸で繁殖している腸内細菌の死骸によるので，野菜の繊維だけを多くとれば便通がよくなるわけではない．下剤使用量がなぜ増えるのか，またそれによる弊害を患者は知らない．

## 7. あなたは成功しているタレントやモデルではない

　マスコミで顔なじみのタレントや俳優，バレリーナ，ランナー，新体操選手

は標準体重の75〜80％のことが多いので，たいていの患者は「自分もなれる」と反論する．泡のように消えていくタレントやモデルなら，無理なダイエットや自己嘔吐しているかもしれない．しかし，成功している人は，無理なダイエットをしてやせているのではなく，遺伝的にスリムな家系の出身であることや，食事は十分摂取して運動量が多いこと，医師や栄養士やトレーナーなどの専門家の十分かつ厳重な健康管理のもと十分な栄養を摂取しているし，高額な報酬や名声を得られるから，厳しいダイエットに励むことができるということを患者は知らない．

## 8. たくさんの怖い後遺症が待っている

無月経とは，十分に女性ホルモンが分泌されていないことと理解していても，それによる障害については知らない．体重が回復しても月経が発来しにくいこと，骨粗鬆症になること，患者が望んでいるウエストの締まった体型ではなく，病的な体型になることを知らない．そして，脳にはエストロゲン受容体があって，その働きにより情緒，思考，創造力も規定されており，女性ホルモンの高低で，ものの感じ方や他人への接し方が違ってくることが，人生を豊かにする可能性があることを患者は知らない．

# 3 治療は段階的，かつ具体的に進める

患者は自分の体を他人からコントロールされ，標準体重まで一気に太らされ，かつ心理的サポートがないのではないかという不安をもっている．一気に体重を標準体重に戻して終わる治療ではないこと，患者の受容体重もしくは社会復帰のできる体重まで医療が協力することを伝える．患者が受け入れられる体重とスピードを考慮した治療計画を立てる．

たとえば，「1年で35kgから40kgに増やす」と具体的に要望を聞く．患者が40kgになってもいいと言った（受容体重）場合，たいていの医療者の間違いは，正確なカロリーを示さないか，40kg以上に増加するカロリーを指導することである．本人たちは，必死で40kg以下で止めようとしているし，で

きるなら39 kgで止めたいと考えている．何よりも恐れるのは，短期間に40 kgになってしまうことと，40 kgで止まらないことである．患者の肥満恐怖の緩和のためには，39 kgを決して超えない栄養摂取量の計算をし提示する必要がある．同時に，後述する本人の嗜好を考慮した栄養指導をすることが大切である．

> **サイドメモ** ゆっくり治りたい
> 「1年に5 kgずつくらいで，3年後に月経が来るというスケジュールはどうですか」と尋ねてみると，ご家族は「なんて悠長な」と驚き，一方，患者の顔には嬉しい驚きと安堵が見られる．

## 4 治療を拒否する患者に対応する

### 1．自分で治すことを主張する場合

　ここまで治療導入が進んでも，最後に患者は「でも，自分の力で頑張ってみます」と受診や入院や医療行為を拒否する．それは，真から自発的に治したいというより，やせを簡単に治したくなく，体重が急に変化することに恐怖を抱いているからである．「自力で治せるのならとっくに治っています．真面目で努力家のあなたが今まで頑張って治そうとして治らなかったのですから，そろそろ専門家や家族の協力が必要と思いますよ．それとも，今まで，いい加減に考えていたのですか？」と言うと，納得することが多い．

### 2．再受診が望めない場合

　せっかくのこの受診を生かす策を考える必要がある．家族に定期的に受診してもらい，状況を把握しておいたり，家族にアドバイスして本人の環境を改善することで好転することもある．進学や就職を機に本人から入院を申し出ることもあり，本人の心境や周囲の環境の変化を待つ．
　親の受診を嫌がる患者には，「お母さんの治療に行く」と説明してもらう．

緊急入院が必要にもかかわらず,「医療を受けたくない」「死にたいから構わないで」と言う患者は,「一度お会いしたら,あなたは大事な患者さんなので,心配ですからまた診せてください」と言うと,約束どおり再来院する場合が多い.

助けを求めているのは確かなので,栄養状態の悪化や合併症を機に緊急介入,強制入院,治療導入できる場合が多い.家族には,意識がなくなるとか(低血糖:食事量が少なく,次の食事までの時間が長い場合に起こりやすい),立てなくなるなどの急変時には救急車で来院を依頼したり,近医に点滴や診療を依頼する.

また,罹病期間が長い難治例では精神療法を受け入れる余地がなく,内科外来受診を維持して生命危機を救うだけの治療に留まることもある.生命危機にあるが患者が入院を受け入れないため,在宅経静脈性高カロリー栄養法を実施した経験もある.

## 3. 心身症という概念を理解しない場合

やせの鑑別や程度の評価のための検査に徹し,体重を増加させるための入院と経管栄養や経静脈性高カロリー栄養法を導入して体重増加を図る計画をたてると,体重を増加させないような行動を示すようになるので,そこでその矛盾から本症であることを説明する.

## 4. 何も心配しておらず,困っていないと言う場合

やせの原因検索に必要な検査を行い,待てるなら,本人が困るような状況の変化を待つ(例えば,進学,就職,ホームステイ,学校行事への参加が必要な場合には,保健教諭や学校医から登校に必要な体重を通知してもらうなど).

> **サイドメモ** **体面や見栄**
>
> 知的レベルの高い家族でさえ,体面や見栄のため,子女が本症であることを受け入れないことがある.患者が今までの無理が積み重なった結果SOSを出していることに共感せず,原因が教育の失敗,本人のわがままややる気がないことにあると考えたり,家の恥と見なす家族も少なくない.当然,予後は悪い.

> **サイドメモ** 治りたくない患者

本音は治りたくない患者では，「やせの後遺症」の話を聞いて，「嫌な怖い話をされた．それを聞いてから具合が悪くなった」とか，「神経性食欲不振症なんて言われてショックを受けた」と反応し，治らない理由を医療者に押し付けてくる．家族まで同じ反応の場合は打つ手がない．家族が医療者と協力する姿勢がなければ，その後の治療は困難を極める．

# 4 身体的治療の進め方

## 1 目標体重を設定し栄養指導を行う

### 1. 栄養の基礎知識

　1 kg あたりの体重を維持するに必要なエネルギーは労働強度によって決められており，健常成人では，軽労働では 25〜30 kcal/kg，中等度では 30〜35 kcal/kg，重労働では 35〜40 kcal/kg となっている．人はこれを毎日の食事から摂取している．肥満や糖尿病患者に適正な 1 日の食事による摂取エネルギーを計算する場合も，「標準体重（kg）×労働強度に応じた値」で算出する．標準体重は，本症の診断基準（13 ページ）で示した平田法によるものや，身長の二乗に body mass index の標準値である 22 をかけて算出するものがある．思春期から青年期の女性の 1 日に必要な摂取エネルギーは一般に 1,800 kcal 〜2,300 kcal である．体重 54 kg の思春期女性の場合，学校とクラブ活動でほぼ 35×54＝1,890 kcal の摂取が必要になる．

　食物中の成分は，炭水化物，蛋白質，脂肪と 3 つに大きく分けられ，その他に無機塩類，ビタミンなどがある．普通，生活に必要なエネルギーは主に炭水化物から補給されるので，1 日最低 100 g の蛋水化物を食事から摂取する必要がある．仮に食事中の炭水化物を極端に減らしてしまうと，代わりに蛋白質がエネルギーとして使用される．成長期の神経性食欲不振症患者では，ダイエットがもともと必要ではないのに，食事の中味もご飯類など炭水化物を極端に少なくしたり，肉や魚などの蛋白質も避けることが多い．その結果，生活に必要なエネルギーが食事から摂取できずに，患者の筋肉などの体蛋白から補給されてしまう．このことは成長を著しく妨げるだけではなく，体を著しく消耗させる．

**図32　神経性食欲不振症患者の1日のエネルギー消費量**

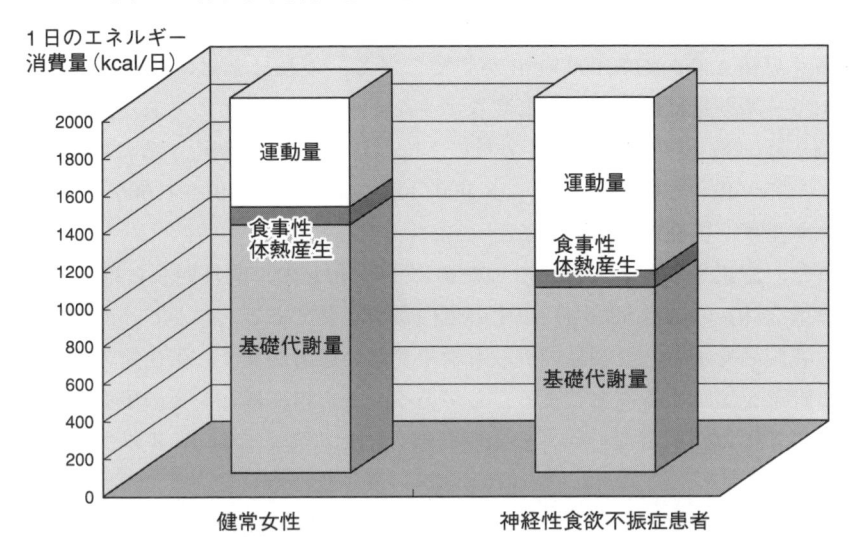

　ところで，一般に人の体の脂肪 1 kg は約 7,000 kcal のエネルギーに換算される．1 カ月に体重を 1 kg 減らしたければ，7,000 kcal/30 日で，約 230 kcal ずつを 1 日の摂取エネルギーから減らせばよい計算である．肥満患者が減量する場合，筋肉や内臓の体蛋白を減らすのではなく，この蓄積された体脂肪を燃やすようにすると効果的である．このとき蛋白質は標準体重 1 kg あたり 1.0〜1.2 kg を食事より摂取する必要がある．ちなみに成長期である思春期には 1 kg あたり 1.5 g と，成長のためにより多くの蛋白質を摂る必要がある．

## 2．神経性食欲不振症患者の身体維持に必要なカロリーと栄養

　標準体重の約 70％のやせの患者では，基礎代謝量は健常女性より有意に減少している．しかし，スポーツや長時間の入浴や不必要な運動などの過活動のため，1 日のエネルギー消費量は健常女性と比較して差がない（図32）．また，本症では低栄養に対する生体の防御のために血清 T3 値が低下しているにもかかわらず，食事摂取後の体熱産生は健康体重の女性と差がない．さらに，4 カ月程度の短期間に節食しながら低体重を維持している患者では，その体重を維持するための 1 kg 体重あたりの摂取エネルギーは約 49 kcal で，神経性過

食症や健常女性の 30 kcal/kg より多く必要としている．1 kg の体重の増加には，初めは脂肪の増加とみなし，脱水を考慮すると，健常人の 7,000 kcal より多く見積もり，約 8,000 kcal が必要である．これは 1 日の活動に応じたエネルギー所要量に体重増加に必要なエネルギーを加えたものである．

例えば，35 kg の高校生が 1 カ月に 1 kg の体重増加を期待するには，1 日
$$35〜40 \langle kcal\rangle \times 35 \langle kg\rangle + (8,000/30) \langle kcal/日\rangle = 1,491〜1,666 \langle kcal\rangle$$
のエネルギー摂取が必要である．

また，窒素平衡が負とならないために 1 日 40 g の，成長期ならば 1.5 g/kg（体重 35 kg の場合 52.5 g）以上の蛋白質が必要である．しかし，本症では肉，魚，乳製品を嫌い，豆製品の摂取も増やせない患者が多く，蛋白質の多く含まれる野菜を奨励するにとどまることがある．さらに，ほとんどの患者は脂肪を嫌悪して極力摂取しないが，必須脂肪酸の補給のためには 10 g 以上の脂質は必要である．

## 2. 患者の食の好みを容認する

患者は「食べないこと」により，命を賭けて自分の窮状に気づいてほしいというサインを出している，あるいは本人の不満や不快を食の異常で表現していると考えるべきである．それが健康人には不条理でも，患者の訴えが聞き届けられなければ食の異常は改善されない．本症は食べないことが問題ではなく，なぜ食べられないのかが問題なので，その解決を必要としている．しかしながら，心理的にその洞察をするためにはある程度の体重の回復が必要であるというジレンマがある．すなわち，患者が「食べない」という手段ではなく，言葉や行動で自分の気持ちを表現するようになることが最終目標となる．

患者は長期間の摂食の異常で，満腹や空腹を感じないと訴えることが多い．また，何の食品をどんな量食べたらよいか考えられないということが多い．この理由のひとつとして，やせを維持したいが，おいしいものも食べたいという相反する目的をかなえられる食品を選べないからである．小食のために空腹を我慢できず，決まった時間に食事を始められないとパニックに陥ったり，あたりちらしたりする．これは，やせによる強迫性も関係している．また，食事時間が異常に長い（1〜2 時間）ことがある．

濃い味や異常な味（大量の食塩やタバスコを加えることがある），反対に味

の薄い食品を好むことがある．亜鉛欠乏による味覚の低下も関連している．

　これらの異常は，心理的に軽快し，やせが改善されないと消失しない．最初は，これらの異常を容認することからスタートしなければならない．

　患者は家族が強要するように，栄養バランスのよい食事を，決まった時間に食べなければならないと思い，医療者もそう指示すると思い込んでいることが多い．食べられれば何でもよいと指導すると，驚き，安堵する．

## 3．食べることを指示・強制しない

　食べることを強制したり，家族間で行われてきた干渉をすると反発して食べないという悪循環を治療者は繰り返すべきではない．患者の目には，少しの量でもたくさんに映り，自分がやせていても太ったように見える．ほかの面では親の言うことは聞くのに，食と体重だけで親に反抗している場合があり，「食べなさい」と言えば言うほど食べなくなる．

　「かまってほしいが，悩みを話しても取り合ってもらえない．食べないとかまってくれるので食べない」と言う患者がある．やせや小食で SOS を出しているのに，それに気づかず，食べることだけ要求されると，これでもかと，もっと食べなくなるのが本症患者の特徴である．食べないでいると，いずれ入院が必要になるし，自分が一番困るという事実に早く気づかせるために，無駄なやりとりはしない．

　医療者は，心理的原因に加えて，やせて消化機能が低下して食べられないということを理解はするが，食べないことにむしろ無関心を装う．努力しても食べられなければ食べなくてもいいと言う．なぜなら，やせが悪化すれば入院になるし，いったん入院すると，目標体重を摂食のみで維持しなければ退院できないのはわかっているので，強制や指示はしない．

　バランスよく3食食べることがすぐにできれば，こんな疾患には罹患しないので，当初は栄養バランス，回数，時間にこだわらず，たとえ低カロリーでも患者の好物や菓子を許可し，食べればほめる．たとえば，さつまいもが主食代わりになることもあり，アイスクリームとケーキ，また冷凍の里芋やじゃがいも主体の食事で治癒した患者もあり，その後食事内容は改善されている．何でも食べてくれればありがたいというスタンスで対応することで，患者の食べることがスムースになれば，徐々に内容も量も改善されることが多い．

ただし，本人の入院したくないとか通学したいという要望がある場合は，摂取エネルギーを含めた詳細なアドバイスを要する．やせに伴い胃排出能が低下して，もたれや吐き気，便秘などの症状が出現する．また，満腹や空腹の認識が障害される．上腸間膜動脈症候群を併発して慢性のイレウス状態を起こし，摂食の強要でイレウスを増悪させてショックに陥った症例があるので，もたれや吐き気がある場合はむしろ食事制限が必要である．

## 4．より現実的な栄養指導の工夫をする

全く食べない場合はヨーグルト1個，スナック菓子1袋からでも始め，好物や菓子だけでもよしとする．一般に米類，脂質，肉魚を拒否する．菓子，カロライナー，澱粉めん，くず，果物，芋類，野菜（豆，カリフラワー，ブロッコリーは蛋白質に富むのでよい），酢のものが勧められる．

3日分の本人の食事の一覧を持参させ，家族同伴で栄養士の栄養指導を受け，本人の嗜好の中でのカロリーや蛋白質量を上げる工夫をアドバイスをする．大切なのは，本人に食べられる物をリストアップさせ，これに基づいて患者にとって現実的な栄養指導をすることである．

何をどれだけ食べればよいか決められなくなっている場合もある．料理は大皿盛りにしないで，常識的な一人分を盛り付けて，お盆にのせて出すよう家族に依頼する．大盛りにすると，それだけで食べる意欲をなくすことが多いし，健康人には不思議なことであるが，多く盛り付けてある場合に自分で半分取り分けるなどの工夫はできない．

また，家族より少しでも少なく食べたい，自分よりたくさん食べる家族がいると安心して食べられるという心理があるので，家族に模範となるような食生活を依頼する．

カロリーについて大切なのは，患者がたとえば40 kgになってもいいと言う時は，40 kg以上に増えるカロリーを提示したり，ただやみくもにカロリーの増加を勧めることだけはしないことである．患者は40 kg以下で止めたいし，できるなら39 kgでいたいと思っている．40 kcal×40〜39 kgのカロリーを提示して，40 kg以上に増えないことを保証する．母親の作る食事のカロリーを信用しない患者では，カロリーが規定されている宅配食品の利用を勧める．自室での摂食，頻回食も勧められる．

## 5. 経腸栄養剤や補助食品を利用する

　少数であるが，経腸栄養剤や補助食品を好む場合や（**表19**），低容量で高カロリーの市販食品（テルミール，テルミールミニ，カロリーメイトブロック，腎不全用ゼリー）を好むこともある．高カロリー流動食の中では，エンシュアリキッドのみ保険適用されている．また最近，市販されるようになったテゾン（テルモ株式会社）は，不足しがちな微量元素（Fe, Cu, Zn, Mn, Se, Cr, ビタミン類）を飲料として摂取できる．家族が菓子などの嗜好品や人工食品を批判する場合が多いが，食べないで命を落としそうな患者に食べる内容の注文をつける家族が間違っていることを指摘したい．

> **サイドメモ**　病気になったら好物を
> 
> 　ケーキなどの菓子だけで体重が回復した例がある．治癒後，普通の食生活に戻った．よく考えると，ケーキは小麦粉，砂糖，牛乳，卵，果物が材料で，優れた食品である．しかし，ケーキは嗜好品なのでいけないという家族が多いのは，患者の状態を理解していないからである．またそうした融通のきかない家族ゆえに，本症が発症するのかもしれない．

表19　経腸栄養剤および補助食品の成分

| 品名 | エネルギー (kcal) | 蛋白質 (g) | 脂質 (g) | 糖質 (g) | 販売単位 | 製造元／販売元 | 価格 (円) |
|---|---|---|---|---|---|---|---|
| エンシュアリキッド | 100 | 3.52 | 3.52 | 13.72 | 250 m$l$ | 明治乳業／ダイナボット | 保険適用 |
| ラコール | 100 | 4.38 | 2.23 | 15.62 | 200/400 m$l$ | 大塚製薬 | 保険適用 |
| カロリーメイト | 100 | 3.35 | 2.20 | 16.70 | 200 m$l$ | 大塚製薬 | 200 |
| テルミール | 200 | 7.25 | 7.50 | 26.80 | 200 m$l$ | テルモ | 400 |
| テルミールミニ | 160 | 5.84 | 6.00 | 20.80 | 125 m$l$ | テルモ | 200 |
| カロリーメイト（ブロック cheese） | 100/本 | 2.05/本 | 5.55/本 | 10.43/本 | 4本 | 大塚製薬 | 200 |
| カロリーメイト（ブロック fruit） | 100/本 | 2.05/本 | 5.55/本 | 10.5/本 | 4本 | 大塚製薬 | 200 |

＊エネルギー，蛋白質，脂質，糖質は 100 m$l$ 中の含有量を示す．

> **サイドメモ** 生きることは食べること

「生きることは食べること」と解釈すれば，「生きることに迷って食べられない」患者たちが，自分よりたくさん食べる先達を求め，そのそばにいると安心できることは理解できる．

> **サイドメモ** 家族の米飯信奉

家族の影響もあって，患者はバランスのよい食事を，決まった時間に食べなければならないと思っていることが多い．治癒すればそのようになるので，家族には，「それができれば，もう治っている」と説明している．米飯を食べることを強要する家族が多いこの場合は，「外国人は米を食べないが健康」と納得させている．

## 2 薬による補助的治療

### 1．食欲や消化を助ける薬を嫌がる患者

しかし，神経性食欲不振症では胃排出能は低下しており（図33），食後のもたれを解消したり，体重を回復させたい場合は，胃部不快感の改善に下記の薬剤は有効である．消化酵素の分泌量も低下しているので，複合消化酵素の併用も勧められる．

```
メトクロプラミド（プリンペラン®）30 mg/日　分3　食前
ドンペリドン（ナウゼリン®）30 mg/日　分3　食前（坐薬60 mg/回　2回/日まで）
クエン酸モサプリド（ガスモチン）15 mg/日　分3　食前
六君子湯 7.5 g/日　分3　食前
```

## 2. 問題の多い頑固な便秘

便秘は痙攣性，混合性で，便量の減少，腸の筋および自律神経異常，腸内細菌叢の変化，低カリウム血症が原因である．便秘で食事を摂ることができないと訴えることが多い．その場合は下記の薬剤が勧められる．

---
酸化マグネシウム　1.0〜3.0 g/日　分3
マグラックス　600〜990 mg/日　分3
ソルビトール　10〜30 ml/回

---

本症の便秘の多くは食事量の減少によるものと痙攣性のもので，刺激性下剤は使用したくないが，実際は本人の希望に沿うために，使用せざるを得ないこ

図33　神経性食欲不振症患者のアセトアミノフェン法による胃排出能

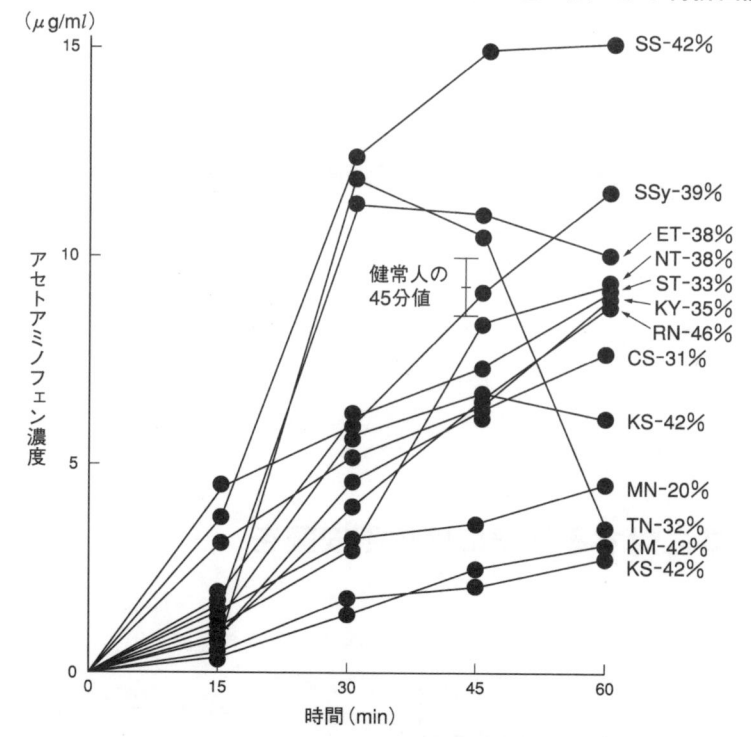

内服したアセトアミノフェンは十二指腸から吸収されるため，内服後45分の血中濃度を測定することで胃排出能を評価できる．

とが多い．習慣性が少ない下記の薬剤が勧められる．

```
ピコスルファートナトリウム（ラキソベロン 1～4錠/回）
センナエキス（ヨーデルS® 160～320 mg/回）
漢方薬：大建中湯 15 g　分3　食間
　　　　桂枝加芍薬大黄湯 7.5 g　分3　食間
　　　　桃核承気湯 7.5 g　分3　食間
```

## 3．逆流性食道炎や低カリウム血症には胃酸分泌抑制薬を

　胃酸分泌抑制作用により，嘔吐による$H^+$の喪失を防ぐことで，低K血症の進行を抑えることができる．必ず自己嘔吐後に下記薬剤を内服させること．

```
ヒスタミンH₂受容体拮抗薬　　塩酸ラニチジン（ザンタック）150～300 mg/日
プロトンポンプ阻害薬　　　　ランソプラゾール（タケプロン）30 mg/日
```

## 4．低栄養でも増悪する不眠には睡眠薬が奏効しないことも

　また，あれこれ考える患者では，不眠や悪夢はつきものである．少量から開始して漸増すること．

```
ブロチゾラム（レンドルミン®）0.25～0.5 mg　分1　就前
クアゼパム（ドラール®）15 mg　1×就前
酒石酸ゾルピデム（マイスリー®）　5～10 mg　分1　就前
```

## 5．食事に対する不安には抗不安薬を

　患者は，食事をしたあと，「どうして食べてしまったんだろう」と，罪悪感や不安に襲われる．抗不安薬はこの罪悪感や不安感を軽減する．少量から試みること．抗不安作用と持続時間の弱い順に記載する．

```
クロチアゼパム（リーゼ®）5～10 mg/回　1～3回/日
アルプラゾラム（コンスタン®，ソラナックス®）0.4 mg/回　1～3回/日
```

> ブロマゼパム（レキソタン®，セニラン®）2〜5 mg/回　1〜3回/日
> ロフラゼプ酸エチル（メイラックス®）1 mg/回　1〜3回/日

## 6. 回復期の一過性の過食は生理的な反動

　これを利用して治癒に導ける例もある．しかし，過食が習慣化して社会生活に障害をきたす例では，下記のセロトニンの取り込みを阻害する抗うつ薬が摂食抑制作用を有する．

> 塩酸トラゾドン（デジレル®，レスリン®）75〜100 mg/日
> クエン酸タンドスピロン（セディール®）30 mg/日
> マレイン酸フルボキサミン（ルボックス®，デプロメール®）50〜150 mg/日
> 塩酸パロキセチン（パキシル®）10〜20 mg/日

　神経性過食症では，過食の頻度と過食後の抑うつに対して下記の三環系抗うつ薬が有効と報告されている．神経性食欲不振症でも抑うつが強い場合は抗うつ薬を処方する．

> 塩酸イミプラミン（トフラニール®）75〜150 mg/日
> 塩酸アミトリプチリン（トリプタノール®）50〜100 mg/日
> マレイン酸フルボキサミン（ルボックス®，デプロメール®）50〜150 mg/日
> 塩酸パロキセチン（パキシル®）10〜20 mg/日

## 7. 骨粗鬆症に対する処方

　骨のカルシウム量が正常の女性より低下しているにもかかわらず，すぐに体重を増加させられない場合は，骨密度の低下を阻止する目的で，カルシウムと活性型ビタミン$D_3$やビタミン$K_2$の補充をする．

> 乳酸カルシウム 2.0 g/日　分2
> $1\alpha(OH)$ビタミン$D_3$（アルファロール®，ワンアルファ®）0.5 μg/日　分1
> メナテトレノン（グラケー®）45 mg/日　分3

# 3 過食，嘔吐，下剤乱用，アルコール・タバコ依存への対策

## 1．過食期は回復の有力な手段になる

　本症の経過中に，抑制できない大食の発作が出現することがある．これを過食とよぶ．低栄養状態が続くと，生理的に摂食中枢が刺激され，患者の50％に過食が訪れる．過食時の食品は，いつもなら避けている脂っこく，甘くカロリーの高いものである．家にある食品すべてを食べつくし，さらに調理して食べたり，夜中にコンビニエンスストアに何度も通い，顔を覚えられたら遠くの店まで行くこともある．

　過食は体重を増やす絶好のチャンスである．少食期には経静脈性高カロリー栄養法を用いても1週間に最大1〜1.5 kgの体重増加しか得られない．しかし過食期には入院しないで，入院点滴治療以上の栄養状況の改善が得られる．しかし，患者が体重が増加することを受け入れていない場合は，むしろ無茶なダイエットや嘔吐や下剤の乱用によりやせを維持しようする．それは低栄養状態をさらに悪化させて，再びさらにひどい過食をもたらす．また，夜だけ過食し，朝と昼食は抜くという食事制限をすることで，過食衝動を自ら招いている．

　もうひとつの問題は，過食後の重症の落ち込みと自己嫌悪，無気力で，登校や出勤ができなくなり，衝動的に自殺しようとしたりする．また，吐いてしまう食品にお金を使うのはもったいないと考えて，万引きすることもある．

　この過食期は，体が栄養失調に耐えかねて，早く治すために異常な食欲が出たとか，もう治ってもいいかなと思ったときに出現すると患者に説明している．そして，低栄養状態が改善すれば必ず止まるので，それまでは嘔吐や下剤の乱用をしないことを話す．消化酵素や胃排出能を改善するような薬剤を服用させる．また，過食しそうな夜は早めに寝るために睡眠薬を使い，過食をある程度抑制するマレイン酸フルボキサミンを投与する．この時期は便秘はむしろ増悪し，市販の下剤を乱用するきっかけにもなる．

## 2. 神経性食欲不振症から過食症への移行

　神経性食欲不振症から過食症への移行もある．過食症の診断基準ではやせがないとされているので，体重が回復しても発作性の過食を続けている場合に過食症の診断がされる．一時は少食であったにもかかわらず，過食症に移行すると，食べるという行為が一時的なトランキライザーやストレスを発散する最も有力な方法になる．精神的な空虚感を食べ物で満たそうとする誤った行為である．一方で，やせや体型以外には自分の価値や自信をもてないので，常にやせることに興味をもち，過激なダイエットや運動，自己嘔吐や下剤を乱用する．「やせ万能」の盲信や，物事に過剰に反応し，それをストレスと受け取る認知の偏りや行動パターンを修正しつつ（認知行動療法），過食以外のストレス発散方法を模索する精神療法を専門医に依頼する．

## 3. アルコール・タバコへの依存

　神経性食欲不振症患者がアルコールを過飲することがある．食べないかわりに飲み，飲んでいる時だけが楽になると訴える．また成人の拒食患者は，喫煙率が一般青年女性より高く，50％を超える．入院して，自力で歩けなくてもタバコを吸いたがり，看護婦が頻回に喫煙所まで車イスを押さなければならないほどである．タバコもストレス発散や逃避の一服になっている．このようなアルコールとタバコ依存への対応は難しい．

## 4. 下剤の乱用

　頑固な便秘の解消や，過食後に体重を増やさないために，常用量を超えた量の下剤を使用していることがある．下剤によって下痢が起こると，生理的にその後は便秘になりやすい．しかし患者は排便のために下剤量を増加させる．市販の下剤を1日に数百錠飲んでいることもある．患者は，「確実な排便を期待しているので，1錠さえ減らすのは怖い」と言う．自力で減量することは困難で，下剤の持ち込みを禁止して入院し，便秘には浣腸や院内処方薬（多剤併用し，通常量より多いこともある）で対応しながら乱用している下剤を中止する．この場合，便秘を改善できる内容の規則正しい食事と十分な水分の摂取，十分

な運動と睡眠を確保し，低カリウム血症の改善を併用する．自己嘔吐も下剤も，過食衝動に負けて過食する患者のやせを維持するための手段になっている．体重増加を受け入れない限り，改善しないことが多い．

# 4 無月経に対する治療

体重が減るために無月経になるが，約40％の患者は体重が減る前，あるいは同時に無月経になる．これは健康人でも，身内の不幸などショックなことがあると月経が止まるのと同じで，心理的なストレスによる．一般には，体重が標準体重の85～90％で回復し，過食や嘔吐などの食行動異常が消失して，約6カ月過ぎると自然に発来するといわれてる．

子宮の大きさや内膜状態を維持するため，また患者が希望すれば，エストロゲンとプロゲステロンの補充によって月経を誘発してもよい．体重が少なく栄養状態が悪い患者では，出血は体の負担になるので，月経誘発の強い希望がある場合は，標準体重の70％以上にかぎり，3～4カ月に1度，月経を誘発する．ほとんどの症例は，プロゲステロンの補充のみでは月経が誘発されない第II度の無月経である．

---
処方例　第1～20日　結合型エストロゲン（プレマリン®）0.625～1.25 mg
　　　　第11～20日　黄体ホルモン製剤（フロベラ）2.5 mg

---

少数であるが，プレマリンには吐き気が，黄体ホルモンにはむくみが出ることがある．

途中で飲み忘れると出血するので，毎日内服を続ける．内服終了後5～7日で性器出血が起こるので，水泳や旅行の日程を調整する．

神経性食欲不振症の性腺機能低下は視床下部性のものである．下垂体および卵巣機能の改善を期待して携帯用ミニポンプを用いてLHRH（酢酸ゴナドレリン）の間欠的皮下投与を行った症例を紹介する（**図34**）．

初潮をみないまま14歳で発症した20歳の神経性食欲不振症の患者で，体重が31 kgから38.5 kg（BMI 15.0）に回復しているが，血漿エストロゲン値は

**図34 無月経に対するLHRHの間欠的皮下投与治療**

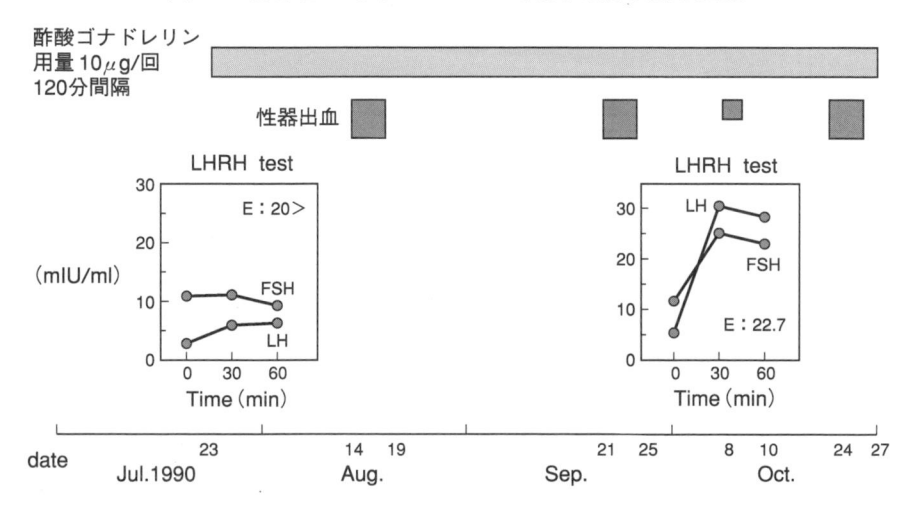

10 pg/ml 以下，LHRH に対して LH および FSH は無反応であった．LHRH（10 μg/回，120 分間隔）の皮下投与を開始したところ，開始後 21 日目に性器出血があり，その後 38 日後，ついで 34 日後に周期的な出血を見た．2 回と 3 回目の周期的出血の中間で，3 日間の少量の出血もあり，中間出血と考えられた．中止後の LHRH テストでは LH と FSH の良好な反応を認めた．無月経が開始してから年月を経ても，下垂体や卵巣機能不全は LHRH 治療により短期間で回復しうることを示唆する症例であった．

本症患者の性機能の 7〜13 年後の予後については，標準体重の平均 85 ％に増加した 81 ％の患者で月経周期は回復していた．80 ％が結婚しており，そのうち 75 ％が妊娠し，19 ％が排卵誘発剤の治療後妊娠していた．これらのことから，本症の性機能の長期的予後は良好といえる．

# 5 | 望ましい療養環境づくり

　患者が体重を増やそうという動機をもっても，なかなか持続しない．家庭で食事や体重について叱責されたり監視されているという居心地の悪さを感じると，心理的にも落ち込み，食事量は減る．やせそのものによって心身ともにストレスへの適応力が低下しているので，学校や会社のささいなストレスにも過敏に反応して，さらにやせに逃げ込む．ある程度の体重が改善されるまでは，やや過保護ともとられる，患者にとって望ましい療養環境をつくる必要がある．患者が自分のことが理解されていると感じるセーフティ・ニーズが満たされれば，治そうという患者のグロース・ニーズが芽生える．

## 1 親に努力してほしいこと

　家族の本症に対する正しい理解と治療への有効な協力は，治癒に不可欠である．

　神経性食欲不振症の発症の研究の歴史の中で，家庭と家族は大きな位置をしめてきた．臨床の現場でも，しばしば本人の自我の発達にマイナスの影響を与えると容易に推測できるような親の養育態度や，明らかに本人のストレスになって，家庭が安らぎの場になることを妨げる家庭内葛藤や問題を経験する．理解してほしい，援助してほしいという患者のメッセージは，最も身近な両親を含めた家族に向けられている．

　一方，家族も患者を理解しようと数多くの著書を読んで努力したり，惜しみない物心のサポートをしていることも多い．私見ではあるが，親の対応いかんにかかわらず，健康な子供は，反発や家出をしてでも自立していくのであろう．しかし，本症に陥る患者は，自立できず，その責任を両親に求めて，平均以上

のものを両親に要求するともいえる．患者は病んでいる．説得や叱責ではすぐには変わらない．それならば，心身ともに健康な両親が折れて，変わるほうが簡単で迅速である．

発病を阻止する因子は多々あっただろうと推測される．本人の性格，ストレス発散になるような趣味や楽しみ，家族の気づきやサポート，安らげる家庭環境，友人や知人のアドバイス，著書やテレビの医療番組などである．どれもが奏効せず発病したのであるから，回りが変わらなければ，早期に回復することは望めない．

「他の医療機関にかかっているのだけれども，よくならない」と，医療機関を転々と変える家族を経験する．しかし，それは，受診し始めてからの本人を取り囲む状況が有効に変化していないからといえる．患者はそのために，やせというSOSを出し続けている．そこで，治癒した患者の治し方を知っている医療者は，「この子が治るのだったら何でも協力します」という気持ちをもつ家族にヒントを提供するというのがスタンスである．そのヒントで解決策を模索し，実行するのは家族である．

> サイドメモ　**家族の望ましくない反応**

「本症は，心理ストレスで発病し，精神科にも関係ある病気であり，今までの養育歴の総決算の病気であるから，治るには時間がかかり，元のような頑張り屋を期待してはいけない」ということを容易に認めようとしない家族は，「やる気がないわがまま病だ．どうして食べられないのか，なぜこの病気になったのかわからない．ショックで，自分のほうが病気になりそうだ」という思いに固執する．

次に，犯人探しをし，特に父親は母親に向かって，「おまえの育て方が悪い」と責任を押しつける．不安な母親は，「自分の手に負えないので病院で治してほしい」と，医者めぐりをする場合もある．

このような家族では，患者の症状の軽快は望めない．一番苦しんでいるのは患者で，これ以上頑張ることができないと，命をかけて訴えていることに気がつかなければならない．子供の一大事に，手本になるべき両親が落ち着いて，大丈夫と温かく支えなければ，他の誰も支えられない．患者は，家庭や家族に精神安定剤を求めているのである．

子供の操作性の強い家族も問題が多い．患者が両親の言うことを聞かないと

か，家族にとって不都合な行動があるという理由で，患者の知らないところで，電話，手紙，FAXを駆使して医療者にさまざまなことを要求してくる家族がいる．おしなべて，患者への口止めも依頼される．反対に，患者によかれと思って，患者の先回りをして診断書，入院の部屋などの手配を依頼してくる家族もいる．そのような操作性自体が，今までの親子関係の再現であり，それを繰り返すことは病気を長引かせる要因になる．たとえそれでいさかいになっても，親は患者と相談して結論を出すべきである．

　父親の役割についてアドバイスした参考文献は少ない．著者の経験では，子供の一大事だからと父親が率先して本人の話を聞き，本人のレベルに合わせて親身に相談ができた場合，事態は好転することが多い．ただし，発病前に，父親が母親を介してのみ患者とコミュニケーションをとっていたとか，患者が父親の存在を評価せずに信頼も薄い場合は，父親が出てきても混乱を招く．不安を抱えている母親を精神的にサポートしたり，母親が患者にかかりっきりの場合などは，他の兄弟の面倒を見るほうが望ましい．夫婦の不和や対立は当然ながら望ましくない．

　診察室で頻繁に見られる光景は，所構わず大声で言い争いをしている母と患者である．また，母親がくどくど食の異常を述べ，やせを訴えると，よい子である患者は豹変して，すごい形相で母をにらんだり，そっぽを向く．客観的に見ると，今まで両親を喜ばせるほど一生懸命頑張ってきた子供が，無理がたたり，命をかけてどうしようと訴えているこの一大事に，「もっと米を食べてほしい」とか「3食きちんと食べてほしい」とか，原因ではなく結果の端々について患者を責めている家族の姿は，この病気への無知のためとはいえ，本当に患者が気の毒になる．

　医療者が患者の気持ちを代弁したときの患者の安堵のまなざしはいつも印象的である．患者から，「私の思っていることを言ってくれてありがとう」としばしば言われる．患者は多分，自分の口で思いを伝えているはずである．しかし，その思いは今までの優等生の仮面や，家族の期待に打ち消されているのかもしれない．また，患者は自分がいかに自立して生きていけないかを知っているので，親にこれ以上逆らって見捨てられるのが怖いため，訴えをやめると述懐する．

　一度話して，十分理解できる家族は稀である．そのため，疾患の正しい理解

と，家庭が安心して療養できる場となる努力を依頼するためのパンフレットを渡したり，著書を紹介する．その内容は以下の通りである．

## 1．まず患者を休ませる

患者は「食べなければ，健康にならなければ，吐くのをやめなければ」と頭ではわかっていても，実際はできないで自分でも苦しんでいる．今までの無理の結果であるから，今まで通りの生活や環境ではすぐには治らない．ペースダウンが必要である．

## 2．やせや食事について患者を叱らない

叱責によって本人が気持ちを変えることはほとんどない．患者は共感し，いたわってほしいので，叱責するとますますかたくなになり，さらにやせることで自分の窮状を訴えようとする．

## 3．食事と体重には口を出さず，食事量などの押し問答をしない

拒食症患者の目には，少し食べてもたくさんに映り，自分がやせていても太ったように見えるので，討論しても無駄である．食以外では親の言うことを守るのに，食と体重だけで反抗しており，「食べなさい」と言えば言うほど食べなくなる．また，少しでも食べてくれることを期待して，手の込んだ料理や以前の好物を食卓に出すと，それだけで心理的圧迫になる．「かまってほしいが，悩みを話しても取り合ってもらえない．食べないとかまってくれるので食べない」と言う患者もいる．この病気で家族が取り合うべきは，食や体重ではなく，本人の真の悩みである．

## 4．家庭で本人をホッとさせる

患者にとって，自宅がホッと安心できる場にならなければ，早期の回復は望めない．今まで頑張りすぎたこと，思うように食べられないこと，ゆっくり休むことを認めてもらい，居場所があることを確認し安心できれば，体重を増や

してみようかという気持ちが生まれる．

　患者が話しやすい雰囲気を作る．食卓や家庭が団らんの場であったか，家族の問題で本人から心の安らぎを奪わなかったかを反省してみる．家族内で言い争いや不仲があり，患者にしわ寄せがいかなかったか．母親の愚痴の聞き役にしなかったか，ほかの兄弟の受験や家族の病気で忙しく，本人が大変なことを見逃していなかったかなどである．

　心身症家族の項で述べているように，家族全体の歪みが一番弱い家族メンバーに本症の形で出るということがある．患者が家族の葛藤の被害者になっていないか，例えば，離婚の危機にある夫婦をつなぎとめる手段になっていたり，問題のある父親や他の兄弟姉妹のとばっちりのストレスを受けていないかどうかということである．「離婚してこの子が治るなら離婚したいんですが」と言う母親もある．患者は，自分に責任を押しつけられたようで怒りを覚えるだけである．

　両親は本人がよい成績やよい会社に入ることを期待しないと言っても，兄弟や親戚が有名大学出身や大企業に就職していると，親族の会話自体が本人にはプレッシャーになっていることもある．患者本人には「どこの大学でもいい」と言っておきながら，「お隣の○○さんは有名大学に入ったのよ．すごいわねー」と話すという矛盾に，両親は気づかない．

## 5．子供帰りした言動を許す

　患者には体重の程度に子供返りした感情が同居しているので，「もう何歳なのに……」と非難したり，叱らないでしっかり甘えさせる．一日中，母親にくっついたり，母親の行動を規制しようとするが，短期間なので，できるかぎり許す．母親への暴力は，母親の対応が逃げ腰だったり，冷淡な場合に多い．

　患者に対する対応は，体重や病気の時期で臨機応変に変える必要がある．体重が20 kg台の患者に，自立させるため何でも本人に決めさせたり，40 kgに回復して本人がアルバイトをしたいと言っているのに，アルバイトは禁止と言うことがないように．

## 6. 母親に干渉してくるのを許す

　母親の家事一般に口を出し，時には母親の仕事を代行することがある．完璧主義で母親の家事の仕方が気に入らない，何かしていないとじっとしていられない，家庭で自分の役割や存在を見出したい，母親が操作して自分を太らせるような料理を作るのを阻止したいなどの理由からである．回復し，友人とのつき合いやアルバイトや趣味に忙しくなると，必ずやめる．

## 7. 高額な金品をねだられたら，家計の許す範囲で与える

　高額の金品をねだる場合は，家庭の経済状態をきちんと説明して，許せる範囲で渡す．これを買ってあげたから治ると見返りを求めたり，わがままになるかと恐れて家計が苦しいと嘘をついて出し控えると，要求はエスカレートする．親がどこまで自分を甘えさせてくれるか，無償のサポートをしてくれるか，もう嫌われてしまっているのではないかと，親の反応でチェックしている．また，別の兄弟姉妹に高額のお金をかけていたり，改築や交際に大金を使いながら，本人にはそうしていないと，親の愛情を計って要求する場合もある．

## 8. 患者のペースで生活させる

　学校や仕事を休んだりやめたりした患者は，自宅に引きこもり，昼夜が逆転した生活をすることがある．怠けているのではなく，健康な家族が働いたり勉強したり活動している時間帯がつらくて苦手なのである．また，自分の部屋に入らず，リビングルームなど家族共通の部屋を占拠することもある．これは，一つには，「自分はこれほど苦しい」ことをアピールしていたり，自分の部屋に入るといやなことを思い出す場合が多いためである．

## 9. 急激に自立を促さない

　これまで先回りして，失敗させないよう手助けしてきた家族が，本症が自立の失敗の病気と聞くと，急に「自分で決めなさい」「好きにしなさい」と変わることがある．子供にしてみれば，失敗を挽回する知恵も力も育ててもらって

いないのに，突然，幼いころからの対応を手の平を返したように変えられても，途方に暮れるばかりである．自力で立ち直るまで本人のペースに合わせて手伝い，自分でできるようになれば，それを尊重して，先回りしたり干渉しないようにして見守る．

## 10. 「こんなに食べた」は「こんなに頑張った」と翻訳する

　家に帰ると，「今日はこんなに食べた．どうしよう？」とか「これを食べたらすぐ太ると困る」ばかり言い，機嫌が悪いことがある．本人は，外では一生懸命に仕事や勉強やつき合いをこなし，家では本音の言える母親にいやな顔をしてバランスをとっている．

　「こんなに食べた」は「これほど無理して頑張った」と言っているのであり，「太ると困る」は「体重が増えるといやな現実に近づくようで怖い」と訴えている．何かしてほしいわけではなく，聞いて，ほめてほしいだけである．これは治るまで続くこともあり，聞かされる母親のほうがまいってしまう．

## 11. 体重が回復しているのを手放しで喜ばない

　体重が健康体重に近づくことは，患者にとっては，せっかく逃げ出してきたいやな現実に近くなることで，気が重い．やせている間は日々の生活だけで精いっぱいだったが，体重が回復してくると，自分が逃げ出した現実や将来の不安に向き合う体力が出てくるので，かえってつらい．家族はそれをわかっていると，本人に伝えることが大切である．

## 12. アルバイトは様子をみてやらせてみるし，すぐにやめてもよい

　今までアルバイトをしたことがない患者も多く，家族は心配や体面から，禁止したり業種を規制する．

　アルバイトはソーシャルスキルを身につけ，自立のいいきっかけになる場合がある．体重が35kg以上あれば，半日程度のアルバイトは可能である．ただし食品や飲食関係のアルバイトだと，病的な外見から不採用になることがある．面接で断られる可能性があること，それが数回続くと挫折感を上塗りすること，

自分では一生懸命働いても仕事が遅いとかミスが多いと言われることもあることなどを，はじめに話しておく．その予防のために，朝食をしっかり食べようとか，体重を増やそうとか思う場合もある．人に会いたくないなら，夜間の宅配荷物仕分けやテレホンアポインターなどを選ぶ．

## 13．ペットは飼ってもよい

多くの患者が，ペットを飼いたいと言う．ペットの存在で家庭の雰囲気が和んだり，本人がリラックスできることもある．自分のことでさえきちんとできない状態を理解して，面倒はほかの家族がみるようにして飼う．

## 14．お正月・お盆は患者の気持ちをくんで無理に人に会わせない

お正月前になると，年末年始に入院させてほしいという患者が増える．親戚が集まることが多いこの時期は，料理を執拗に勧められたり，せき立てられているように感じる場面が多い．なかには自分の体面を保つために，娘を無理に人前に出そうとしたり，反対に本人は出席したいのに，やせた娘を人前に出すまいとする家族もある．他人に会ったり行事に出席することはストレスでもあるが，いい出会いや本人が治そうとする動機を作ることもあるので，本人の希望に合わせる．

同窓会への出席を拒むこともあり，これは，他人に自慢できる打ちこめる仕事や興味がなく，同級生に会う自信も余裕もまだないと理解する．

## 15．家族，特に母親は体も心も健康であることを心がける

本症の回復には，家族，特に母親の協力が必要で，しかも数年にわたる．心身をいつもよい状態に保つよう努める．工夫して気晴らしもする．患者は30 kg以下の時は，一人で過ごすのが苦手なので，母親の外出を渋る．それ以上になると，本人に相談すると「お母さんが楽しそうに元気そうにしていると，安心して頑張ることができる．お母さんには趣味など好きなことをしてほしい」と言うほどである．

## 16. 干渉してくる親類，知人にも来院してもらう

　治療者の方針と異なる忠告をする親類や知人へは，一緒に受診してもらい，治療に参加してもらう．

　自宅が療養に適していない場合，たとえば，①説明しても本人の食事に干渉する家族がいる，②拒食症や過食症の姉妹がいる，③仲が悪い家族メンバーがストレスになっている，④本人が食事の準備ができないうえに一人で過ごす時間が長いなどでは，親戚に預けることが有効なことがあり，その協力を依頼する．

## 17. 恋愛，結婚で治るとはいえない

　結婚したりボーイフレンドができると治るといわれることがあるが，適切な相手なら認めてくれ，優しくしてくれ，精神的に安心という効果が患者によい影響を与えることもある．

　しかし，病気をかかえながらの結婚には注意が必要である．結婚は，一般的に社会的な責任や義務，親戚づき合いも増える．患者には悪いストレスも増える．実家が全面的に協力できる場所や環境であり，婚家の十分な了解を得られ，実家は夫になる人に信頼と感謝ができるような条件が必須である．

　体重が健康時の体重の90％近くに回復しないと月経は戻らない．やせていても，現代のホルモン治療を行えば妊娠は可能であるが，つわりでさらに体重が減り，胎児の発育が悪かった症例も経験している．

## 18. 父親は母親を犯人扱いしないで，できるかぎり手助けする

　子供の一大事と父親が率先して本人の話を聞き，本人のレベルに合わせて親身に相談ができた場合，事態は好転することが多い．今まで，本人とコミュニケーションが少ない場合は，父親は，不安を抱えている母親の精神的なサポートや，患者にかかりっきりの母親に代わって，ほかの兄弟の面倒をみてもよい．

　**サイドメモ**　経済的余裕

　問題は，物心の余裕がすでにない家庭の場合である．子供はよくわかってい

て，本当に家庭に余裕がなければあきらめて努力する．余裕があるにもかかわらず，その協力を渋ると，「私のことが大事じゃないのね」と，ますますやせたり異常行動が多くなる．

> **サイドメモ** **父親の出番**
>
> たとえば，家族の仲が悪く，本人のストレスになっており，本人は独り暮らしをしたいと希望しているとする．医療者は，「体重が35 kg以上あれば，独り暮らしさせて好転することは多いです．ただし，独り暮らしをさせたんだから治れ，という見返りを最初から言うと，それがプレッシャーになります．また経済的理由やいろいろな心配がある場合は，期限を決めたりするといいですよ」とアドバイスする．
>
> そのあとは，患者を含めて家族で話し合うべきである．「家の近くでアパートを借りて，いつでも帰れるようにしよう」とか，「そんな余裕はないので，おばあちゃんの家に頼んでみよう」とか，「定期預金をくずそう」とかである．であるから，本人の気持ちを直接確かめなかったり，また，大黒柱の父親抜きでは話は進まない．

## 2 学校に関わる問題を解決する

### 1. 発病のきっかけを取り除く

好発年齢は，生活の半分を学校で過ごす年代で，学業成績や進路，いじめを含む友人関係という学校での問題は，発病のきっかけとして大きい．ただこれは，進学高でテストが多いとか，校風が荒れているというような，客観的に納得できる理由だけではなく，本人の受け止め方も関与している．

友人関係のストレスについても，本当は人づき合いが苦手にもかかわらず八方美人を演ずるあまりに，交際そのものが負担になったり，必要以上に他人の自分に対する評価を心配することなどから生じている．本症の患者の特徴は，上手に「ノー」が言えないことと，「人が何と言っても，私は私」と思えないことである．

本人の葛藤やストレスが勉学プレッシャーや校友関係に起因する場合は，協力を要請する．いじめのために他校に転校して，改善した症例もある．この場合，転居の負担が最も少ない場所として，母親の実家を選び，新しい学校にはいじめがないことを生徒に確かめて実施した．

## 2．安心できる療養環境を確保する

　やせだけでは病気ではないと思い込み，休んではいけないと考えている場合がある．また，友人や教師の目を気にして休めない場合もあるので，安心して休めるように診断書（体育を含む授業の免除，入院の必要性など）を書く．自宅療養より入院のほうが，学校にも自分にも大義名分になるという患者が多い．
　家族から学校に，入院や自宅療養の際，進学のために出席日数はどれだけ必要かなどを確認させる．試験を受けない場合，進級や卒業の見込みはどうかなどについてもできるだけ詳しく尋ねさせる．患者は，療養中も常にそれを心配することが多い．
　通学していても，クラスメートと一緒に昼食を摂ることができない場合は，保健室での食事を許可してもらう．また，体重維持のために間食が必要な場合は，それも許可してもらう．

## 3．休学，留年，退学の判断

　ケース・バイ・ケースで判断するが，患者の考えや希望は変化し，身体状態によりかなり左右されるので，学校側の事情が許すかぎり可能性を残すよう依頼する．基本的には，健康人にとっても今の学校生活は余裕がなく，ましてや患者には健康な同年齢の者が難なくできることがこなせないので，無理な通学は新たな挫折感を生むこともある．学生の患者を休ませるためには，本来「休学」が望ましいが，本症患者は「遅れる」ことをさらなる挫折と受け止め，人目を気にする性格上留年を嫌がることが多い．
　当初は，医療者の考えを押しつけず，本人の希望通りにやらせてみる．復帰しても，勉強の遅れを取り戻すのは大変で，再びやせて結局留年するということはある．遅刻，欠席，早退，体育の免除などを依頼する．これを「甘やかし」と考える家族もいるが，内科的な重病であれば可能なことが，なぜ本症で

認められないのか不思議である．休ませなければ，心の病気のほうが治りが悪い．

　退学については急いで決断しない．日本の教育システムでは，専門学校への進学にも高校卒業の資格が必要なことが多いので，卒業までに残された日数が1年程度なら，無理してでも卒業することを考えたほうがよい．この場合，出席することのみに力を入れ，よい成績をとろうとか，大学受験もしようと欲を出さないことが肝要で，目的を絞って患者の気持ちを楽にする．学校側にも理由を説明し，よい成績を期待しないよう依頼する．試験では，「名前を書くだけでいい」と励まし，不足点数はレポートや補習で埋め合わせることも依頼する．

## 4．学校行事への参加

　平均身長の患者の場合，体育を除く授業への参加は，体重が35 kg前後で許可している．標準体重の約65％にあたる．これは，思考力や集中力という知的労働に耐えられる最低体重である．しかし，患者の多くは，この体重以下に減少しても通学を強く希望し，対応に苦慮することが多い．30〜35 kgの場合は，早退や遅刻を認めてもらいつつ，家族の送迎つきで許可することが多い．マラソン，遠泳などの過激なスポーツは40 kg以上になってから許可するが，用心深く開始する．

　体重が35 kg以上なら，修学旅行や課外活動は，長時間の歩行や登山を除いて許可することが多い．30〜35 kgの場合は，家族の同行で許可することもある．学校側が，患者の体調や身体状態の急変を危惧して，診断書を求めてくることが多い．35 kg以上で体重が漸減していなければ許可の診断書を書いている．

### サイドメモ　患者の人権

　患者の希望と医療者から患者の療養に適していると考えて，休学や留年や時には退学の話をした時，家族から，「先生の子供ではないからそんなことが言える．今は学歴社会なんです．そんなことをしていたら社会に出てもやっていけません」と反論されることが少なからずある．たいてい進行している例である．

健康な子供ならば，親は何を期待しても，理想や価値観を押しつけてもいいだろう．健康な子供は適当に反抗し，切り抜けられる．しかし，今までの価値観や基準のためにこの病気になったのであるから，それを変える必要がある．このような親を持った患者は自分の人権を侵害されていると思うことがある．

> **サイドメモ　ある患者のために学校関係者に書いた手紙**
>
> 関係各位殿
> 　〇〇〇〇殿 16 歳は，神経性食欲不振症の回復期で，体重は健康時の 85 ％まで増加し，外見上は治癒したように見えます．本症の原因の一つは，よい学業成績をとらなければならないなどの患者の完璧主義から生じる心理ストレスです．この体重の回復期には，心理的には無気力になり，遅れを取り戻すことで焦ったり，抑うつ的になります．以前と同じような成績を期待されることがありませんよう，精神的な疲れのため遅刻，早退にも御配慮戴ければ幸いです．本人には，試験には名前を書くだけで十分と話しております．今後ともどうぞよろしくお願い致します．

## ③ 職場への対応

　本人が安心して休める手助けになるならば診断書を書く．本人が上司や同僚に病名が判明することを嫌がり，真の病名を書ける場合は少ない．
　会社や上司からの問い合わせには，本人に内容の了解を得る．可能ならば，休職や配置換えを依頼する．

# 6 入院による治療

## 1 入院前後に行うこと

### 1.「とりあえず入院」はしない

　本症では,「とりあえず入院」は有益ではない．入院すると, 退院したいだけの理由で体重を増やすが, 退院するとすぐに減らす．患者は「前の入院でも治らなかった」といい, 次の入院を拒む理由にしてその後の治療に悪影響を及ぼすことがある.

　生命危機を救うだけの緊急入院を除いて, 本人の意思を主体にする形で, あらかじめ目的や目標体重および期間を決めるべきである．たとえば, 入院してから経静脈性高カロリー栄養法を導入するか否かを決めるのではなく, 入院前に決めるべきである.

　また, 患者が入院前にははっきりした目標を立てていても, 入院後に本人が当初の目標を遂行できないと申し出たり, 治療に抵抗する行為が目立つ場合は, 本人と相談して退院させるなど, 医療者の融通性が必要である.

　就学者にとって, 入院が大義名分の休養になる場合も多い．反対に, 入院が本人の新たなる負担にならないような配慮も必要である．入院による欠席によって留年になる可能性がある場合は, 本人に通学の希望があれば, 日中は通学し, 帰院後の夜間を利用して経静脈性高カロリー栄養を施行することも考える.

### 2. 計画入院の必要なわけ

#### ① 安心して過ごせる場の提供

　患者にとっては, 家族や周囲の摂食の干渉, 心身の不安から免れて, 食べら

れないことに共感してもらえ，決められた通りの食事や点滴を行うという，いわば患者が納得できる方法で治療に専念できなければならない．学校や会社を休むことに心配や焦りが強い場合や，治療方法に納得していない場合は入院治療は失敗する．今の自分の状態を認めてもらい，居場所を確保すると，患者には努力したり向上する気持ちが湧いてくる．患者が，食を含めた行動を監視・非難されているように感じる療養の場では意味がない．

## ② 栄養状態の改善を効率よく行う

消化機能の低下した患者は，過食期が到来しないかぎり，自力で短期間に体重を増加することは難しい．また，飢餓症候群の改善は精神療法を受け入れやすくする．

## ③ 食習慣や生活習慣を改善する

自宅では，食事時間，食事の内容や量を変更したり，昼夜逆転の生活を自力で改めるのは容易ではない．入院はそれを行うよい機会になる．新しい食習慣や生活習慣が患者にとって快く有益であれば，持続する可能性が高い．

## ④ 嘔吐や下剤乱用の習慣を改善する

嘔吐が激しい場合は，嘔吐の習慣の改善のため経静脈性高カロリー栄養法を導入して禁食とし，禁食後，摂食量や摂食回数を増やすリハビリを行うこともある．入院するだけで，嫌な現実やわずらわしい家庭から離れ，過食や嘔吐が消失もしくは減少することは多い．症状が減れば，本人も楽になり，自己洞察もでき，現実を考える余裕も生まれる．

## ⑤ 医療スタッフが専門的アドバイスをし，励ます

家族はおうおうにして「食べられない」ことを責めたり，少し食べるようになると，食品や時間に注文をつけがちである．患者にとっては，まず「食べられない」ことを認めてもらい，そのうえで，食に関する工夫や，患者の心理ストレスを緩和するようなサポートや励ましが必要である．

## ⑥ 休むことによって環境の調整をする

入院期間中に，本人が「休むとなんて楽なんだろう」と思えると，医療者は

今までの生活をどう変えたらよいか洞察できる．また，患者のやせや問題行動に苦しんでいた家族も，患者の入院によって冷静になることができるので，疾患への理解とサポートを考える機会になる．

## 3．患者への対応で大切なこと

### ① 患者の中の「二人の自分」を認める

　本症では，治癒する間際まで，「苦しいし不安に満ちた現実に近づかなければならない」治したい自分と，「やせによる症状は不愉快だが，精神的にはなぜか安心な」やせのままでいたい自分が常に葛藤している．いったん決めた治療法に対して急に変更を希望したり，点滴内容にこだわったり，点滴のせいで食欲がないと不満を言ったり，点滴のラインを操作したりするのは，その現れである．

　そして，それらが病棟で医療者とのトラブルの原因になる．患者の中に二人の自分がいることを知っていると伝えるだけで，治療関係がよくなることが多い．また，それを知っていれば，治療者は問題行動に寛容になれるし，体重が増加した時に「太ってよかったね」などと失言することもない．それは，さらに患者の信頼につながる．患者は，医師にわがままなやせたい自分に共感しつつ，治るためのベストな方法を進めてくれることを期待している．

### ② 入院はコーピング・スキル向上のチャンスととらえる

　患者は偏った認知やコーピング・スキルの未熟さ，あるいは飢餓症候群による異常行動のために，他の患者とトラブルを起こすことが多い．病院生活も社会の一部で，患者にとってコーピング・スキルを向上させるよい機会ととらえて，トラブルについて話し合い，解決する方向をめざす．

　反対に，無理をして模範的な患者を演じるという過剰適応をする場合もあるが，たいてい途中で破綻するか，退院後に体重が再び減少するので，過剰適応が疑われる時には，注意を促すことも必要である．

## 4. 入院生活上の留意点

### ① 体重測定は毎日でも OK
　本人の希望があれば毎日でもよい．ただし，腎の希釈能が低下しているためむくみやすく，便秘も伴いやすいため，日々の体重の変動に過敏傾向のある患者では，週2回が適当である．また必ず医師か看護婦の確認が必要である．

### ② 面会は原則制限なし
　特に制限はない．ただし，家族が面会するたびに精神症状が悪化する患者もあり，この場合は制限する．患者は自分が入院をして頑張っていることを家族にほめてほしいし認めてほしい．また，いつも自分のことを気づかってほしいと思っているので，家族にはひどく愚痴ったり，病院への不満を言うことがある．また，自分に都合のよいことばかり伝える傾向にあるので，家族が不満をうのみにして医療側に連絡してくることがある．不満や問題は本人から医療者に直接言わせる訓練をする．

### ③ 安静は必要な場合のみ
　過活動の患者が多く，ベッドにいないことが多い．患者は「動かないと食べられない」と言うが，同時に「安静にしているといろいろ考えて苦しい」のでイライラを解消していることもある．過活動のため体重の増加が悪いと考えられる場合は，安静時間を主治医が決定してもよい．

### ④ 他患者との接触上の注意点
　病名を聞かれ，本症を答えたくない場合，食物をもらいたくない場合は，胃潰瘍などの消化器の病名や医師から院内食以外は禁止されていることを最初に言うよう指導する．本症の性格の特徴である八方美人が災いして，新しいストレスを抱えて治療を妨げていることがある．

## 5. 看護婦がかかわる時の注意点

### ① 基本的姿勢
　受容と支持で，人生の先輩として側面から励ます．

コミュニケーションすることに恐れをもたず，説教をしない．患者の心理や行動は体重や栄養状態に依存しているので，それに合わせた柔軟な対応をする．

### ② 食事について

入院当初に，食事内容を尋ねることは入院患者全員のきまりで，決して監視したり責めたりする目的ではないことをさりげなく言っておく．食事の量と内容には口をはさまないのが原則である．少ししか食べられなかった時は深く追及せずさりげなく対応するが，努力して食べた時はほめる．もし虚偽の申告をしている様子があれば，主治医に報告する．

患者は必ず自分の投与カロリーを主治医から聞かされている．それでも尋ねる場合は，低栄養で記憶力が低下しているか，自分に隠れてカロリーが増やされていないか確認しているのである．食事のカロリーを尋ねられたら，主治医に直接聞くように言う．食物や食事に対する専門的知識を尋ねられたら，正確に知っていることだけに留める．知らないことは後日調べてくるか，主治医に報告しておくことを伝える．患者は，食べないことの言い訳を探していることがある．

### ③ 体重について

体重減少が続けば，何らかの栄養療法が開始されるので，減少に注目したり，過大に反応して食べることを強要したりしない．体重減少に過大反応していた家族の悪い対応を繰り返さない．なぜなら，患者は体重を減らせば自分に関心が向けられ，他人を繰縦できるという誤った関係が通用しないことを学ばなければならない．

増加している場合はほめてもよい．ただ，手放しで喜ぶのではなく，体重が増加するときの患者の不安や恐怖を知っていることを告げ，それを気遣い，励ますことが重要である．

また，患者のボディーイメージの障害に基づく質問や訴えには注意が必要である．30 kg 台の体重の患者が，「私，太ってるよね？」と尋ねた場合，「そんなことない」と答えると，押し問答になる危険がある．患者の認識は歪んでいるので，まず，「自分ではどう思うのですか？」と反対に尋ねたり，「30 kg 台の体重をあなたは太っていると思うのですね」と受け止めたりする．患者の姉

妹や友人が患者と同じ身長と体重の場合に，どう思うか尋ねてもよい．患者の，他人の身長と体重に対する評価は正しいことが多い．

### ④ 話し相手を依頼されたら

他愛ないこともあれば，治療方針に関わる場合もあるので，誰と何を話したいか尋ねてみる．可能であれば時間を決めて応じる．患者は，ただ自分の話を聞いてほしいだけのことが多い．治療にかかわることを相談された場合は，主治医に相談するよう勧める．

### ⑤ 問題行動があったら

食べ物を捨てる，自己嘔吐している，他の病棟のトイレで嘔吐している，過食している，共同冷蔵庫の他の患者の食品を食べている，病室でたばこを吸うなどの問題行動がある場合は，現場で指摘することが大切である．その場で「どうしましたか」と声をかける．本人が隠しても，行動が明らかな場合は，「この病気の患者さんではよくあるので，もしそうしていても誰も責めない」ことをすぐ伝える．

医療者は，その行為を叱責するのではなく，どうしてその行為に至ったかを知り，できれば予防や適切なアドバイスをする．本人の異常行動で，他の患者が迷惑を被っていることがある．たとえば，患者が身体の不自由な老人に無理やり食べさせたり，同じ病気で自分より年少者に嫌なことを言ったりする場合がある．これも現場で注意することが大切で，どうしてそのような行動に出たかという原因や予防について，本人と冷静に話すようにする．

## 2 栄養療法を実施する

### 1. 食べられるものから始める

1,000 kcal 程度の食事から開始する．

食事内容については，入院時に本人が食べられない食品をリストアップさせる，病院の栄養科と相談し，可能なかぎり食べやすい内容にする．たとえば，

表20 当院の食事処方箋

| 食種 | 熱量(kcal) | 蛋白質(g) | 脂質(g) | 糖質(g) |
|---|---|---|---|---|
| 常食A | 1,700 | 65 | 50 | 255 |
| 胃潰瘍食A | 1,700 | 70 | 40 | 260 |
| 肝臓食A | 1,700 | 70 | 25 | 300 |
| 全粥 | 1,700 | 65 | 50 | 255 |

糖尿病食の各表の1日指示単位例

| 総熱量 (kcal) | 800 | 1,280 | 1,440 |
|---|---|---|---|
| 表1（穀類，いも，豆など） | 3 | 6 | 6 |
| 表2（くだもの） | 1 | 1 | 1 |
| 表3（魚介，肉，卵，大豆） | 4 | 5 | 6 |
| 表4（牛乳とチーズを除く乳製品） | 1 | 1.4 | 1.4 |
| 表5（油脂，多脂性食品） | 0 | 1 | 2 |
| 表6（野菜，海草，きのこ，こんにゃく） | 1 | 1 | 1 |
| 調味料（みそ，さとう，みりんなど） | 0 | 0.6 | 0.6 |

　当院では，常食の1/2盛り付け，糖尿病B食のおかずに主食1日 3単位，主食はパン，揚げ物禁止，牛乳をヨーグルトに変更するなどの工夫をする（**表20**）．胃潰瘍食，肝臓食（油脂が少ない），小児食を好むこともある．一人分の食事量を摂取すると嘔吐する場合は，6回食に分ける．

　全く食べない場合はヨーグルト1個，スナック菓子1袋からでも始める．経腸栄養剤を好む例があり，インスタントコーヒーの粉末を加えたりシャーベットにすると食べやすい．間食が多い場合は，食事と飲水量を記録させる．

　むちゃ食いは身体的飢餓の反動であり，かつ，手近なストレス発散方法になっており，体重増加を受け入れない限り持続する．自己嘔吐や下剤乱用はさらにむちゃ食いを増長する．自己嘔吐量が多い患者では，経静脈性高カロリー栄養法を導入して絶食にする．嘔吐をしなくなって初めて，500 kcal程度の食事を開始し，嘔吐が再び起こらなければ，経口摂取カロリーを徐々に増加して，経静脈性高カロリー栄養のエネルギーを漸減するというスケジュールをたてる．

## 2. 経腸栄養を行う場合もある

　摂食量の不足を補充したいが自力で増量できない場合に導入を考慮する．特に，小児，経静脈栄養法を拒否する場合，静脈内カテーテルの自己抜去が危惧される場合には行うことが多い．また，本人にチューブの挿入を練習させて在宅でも継続が可能で，入院期間の短縮や再入院の防止にも役立っている．

　経鼻栄養チューブの種類：健康人に比べて，チューブ留置に対して違和感や不快感を強く訴える傾向がある．そのため，材質はシリコンで，できるだけ細いもの（7.5 Fr）を使用する．また，若年女性が多く，チューブ留置に羞恥心があるため，チューブは栄養剤投与時間だけ留置し，終了後は抜くことが多い．チューブの留置に伴う合併症は少ない．本人に指導し，可能なら自己挿入させている．幽門前（55 cm）を目途に挿入する．

　経腸栄養剤：消化態や成分栄養剤だけでなく，胃排出能の低下や便秘はあるものの，炎症性腸疾患と異なり器質的な病変はないため，半消化態栄養剤も使用できる．保険適用はエンシュアリキッド，エンシュア H，ラコールだけで，他は食品扱いである．微量元素である Cu や Zn を含有する方が望ましい．下痢しやすい場合は線維含有や高浸透圧のものは避ける．経管栄養ではあるが，本人の好むフレーバーを使用する心遣いも必要である．

## 3. 経静脈性高カロリー栄養法（IVH）を導入する

### ① IVH の適応

　適応を選んで行うべきであるが，急速な栄養状態の改善がもたらす飢餓症候群の解消による利点は大きい（図 35）．
- 体重が標準体重の 60 % 以下，または 30 kg 以下で，極度の低栄養状態である場合
- 消化吸収機能の低下により経口摂食をしても体重増加が不良な場合や，嘔吐が著しい場合
- 学生で，進級，進学のため体重を増加する必要があるが，長期入院は不可能な場合

**図35　内頸静脈アプローチによるカテーテルの挿入**

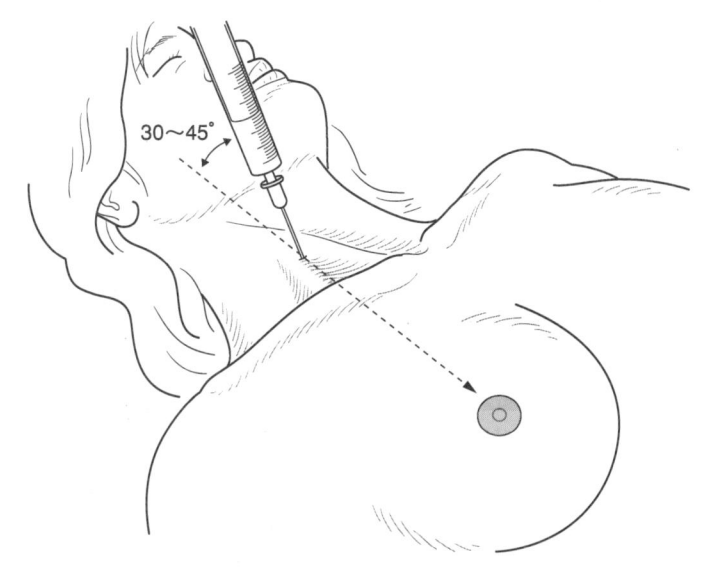

> **サイドメモ**　休暇まで待て
>
> 　学生の患者を休ませるためには，本来「休学」が望ましいが，本症患者は「遅れる」ことをさらなる挫折と受け止め，人目を気にする性格上，留年を嫌がることが多い．復帰しても勉強の遅れを取り戻すのは大変で，再びやせて結局留年するということはある．しかし，まずは本人の希望にそって，休暇を利用して栄養点滴で体重を増やすことから始める．自ら，休学や留年を望む方が心理的には軽症である．

## ② IVHの進め方

- 必ず内頸静脈アプローチをする．当科では鎖骨下アプローチの気胸の合併は30％で，稀ではあるが内頸静脈アプローチでも気胸を併発することがある．
- 腎の希釈能障害があるためむくみやすいので，水分は500〜1,000 ccから開始する．
- インスリン分泌能が低下しているため，エネルギー摂取量は500 kcal/日程度から開始し，耐糖能障害などの副作用がなければ2〜3日ごとに200〜250 kcalずつ増加していく．著しい低栄養状態では1,000 kcalでも肝機能障害の

出現を見るので，1,000 kcal でいったん維持する．経口摂取が不良であれば 50〜60 kcal/kg まで漸増するが，食事量が増えれば 1,000 kcal 程度で維持することが多く，摂食とともに 2,500 kcal 以下で維持する．これ以上高カロリーでは脂肪肝を誘発しやすい．

- 脂肪乳剤は高カロリーで，糖不耐症の問題もなく，高張でないため末梢静脈から投与可能である．必須脂肪酸の補給に重要であり，脂肪肝の予防になるが，"脂肪"という言葉からか，この点滴を嫌がるために使用しないこともある．
- NaCl，KCl は摂食量や尿中排泄量に応じて加える．一般には NaCl 6 g，K 40〜60 mEq とする．
- Cal/N は 150〜200 にする．
- 総合ビタミン剤は必ず加える．
- ハイカリックでは微量元素製剤を加える．ただし，ビタミン剤とは原液では混合しない．年単位の低栄養状態がある場合は，導入前に血清 Zn，Cu，Se を測定する．栄養状態の改善に伴い，微量元素の需要が亢進し，特に Zn は導入前より低下することがある．

> **サイドメモ** 経静脈性高カロリー栄養法で脂肪肝のリスク
>
> 本症では，リポプロテインの合成に必要な必須脂肪酸が不足するため，肝臓からの中性脂肪の分泌が障害されて脂肪肝になる．この予防には脂肪製剤の点滴が有効である．

### ③ IVH の効果

- 食事と合わせて 2,200 kcal 以上の投与で，1 週間に約 1 kg の体重の増加を認め，短期間の体重増加が得られ，学校や職場への早期の復帰が可能になる．
- 易疲労感，不眠，物忘れ，イライラ，脱水，消化器症状が軽快し，全身状態の改善が得られる．患者は点滴によって「摂食量が低下する」と心配するが，今までの経験からは逆に食欲が出ることが多い．
- 体重増加は飢餓症候群を改善し，気分の変化や認知の改善をもたらして心理療法を受け入れやすくする．
- 安静度を増すことができる．

## ④ IVHのスケジュール

### ● 導入前の末梢点滴

脱水を改善してカテーテルの挿入を容易にするために，IVH導入前に末梢点滴を行う．脱水が高度な場合は生理食塩水や開始液から開始し，ついで，7.5〜10％のブドウ糖を含む製剤（例：フィジオ35やソルデムAG）を使用する．

### ● IVH導入 1日目

| 例1：ピーエヌツイン1号 | 1,000 ml， | 560 kcal |
|---|---|---|
| 例2：フルカリック1号 | 903 ml， | 560 kcal |
| 例3：ハイカリックNCL | 700 | 480 |
| 　　　アミニック | 200 | |
| 　　　50％グルコース | 60 | 120 |
| 　　　合計 | 960 ml | 600 kcal |

### ● IVH導入 3日目

| 例1：ピーエヌツイン2号 | 1,100 ml， | 840 kcal |
|---|---|---|
| 例2：フルカリック2号 | 1,003 ml， | 820 kcal |
| 例3：ハイカリックNCN | 700 | 700 |
| 　　　アミニック | 200 | |
| 　　　50％グルコース | 60 | 120 |
| 　　　合計 | 960 ml | 820 kcal |

30 kg以下の体重では，これ以上のエネルギーにすると，脂肪肝を形成し，ASTやALTの上昇をきたすことが多いので，この段階で1週間継続したほうがよい．

経口摂取エネルギーが1,000 kcalの場合も，脂肪肝予防のため，この段階で維持したほうがよい．

### ● その後のスケジュール

その後のエネルギーの増加スケジュールはケース・バイ・ケースで行う．

| | | |
|---|---|---|
| 例1：ピーエヌツイン3号 | 1,200 ml | 1,160 kcal |
| 例2：フルカリック3号 | 1,103 ml | 1,160 kcal |
| 例3：ハイカリックNCH | 700 | 1,000 |
| 　　　アミニック | 200 | |
| 　　　50％グルコース | 100 | 200 |
| 　　　合計 | 1,000 ml | 1,200 kcal |

## ⑤ IVHの留意点

● エネルギー量や上昇のスピードは患者の了解のもと行う

　患者が納得していない場合は，点滴内容を捨てたり食事をわざと減らすなどの問題行動の原因になる．患者がそのエネルギー量を納得しないからといって，患者に隠したまま多いエネルギー量を投与してはならない．少ないエネルギー量と聞いているにもかかわらず体重が順調に増加すれば，患者の不安は増幅され，栄養量と体重の関係を学習することができない．体重が増加しなければ，入院期間が延び，カテーテルの差し替えもしなければならず，負担を感じるの

**図36　IVH導入後肝機能障害を併発した症例**

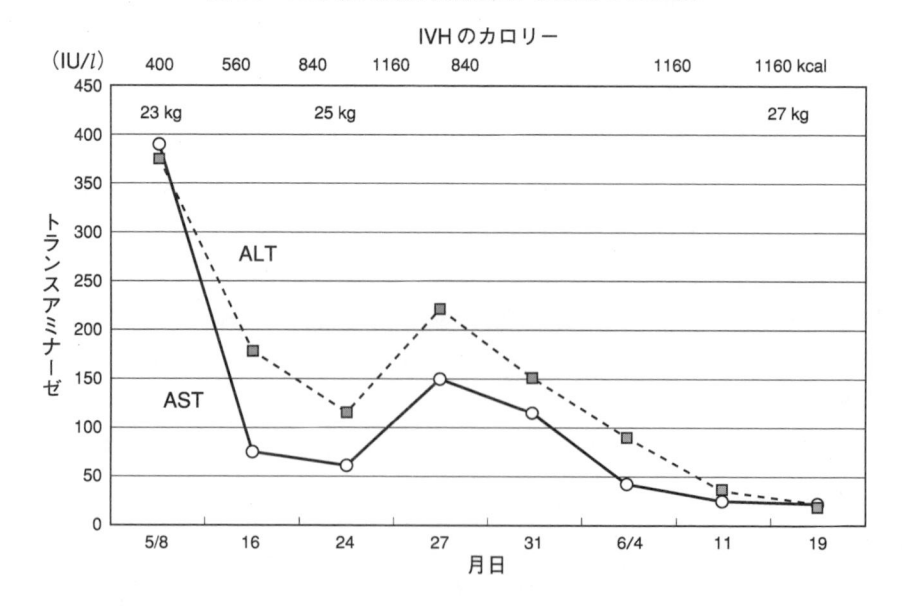

は患者であり，それを説明するべきである．

● 肝機能障害の発生

このスケジュールでは，IVH を中止せざるを得ない肝機能障害の発生はない．万一生じた場合は前の熱量に戻すと，ALT や AST 値は低下する．

極度の低栄養状態の患者に IVH を導入し，肝機能障害を併発した症例を示す（図36）．

● 正味の体重増加は1週間後から

脱水や腎の希釈能障害があるため，導入初期に1週間で最高5 kg の体重増加を認めることもある（図37）．血清アルブミンが 2.5 g/dl 以下の場合は浮腫や胸水，腹水を引き起こしやすい．増加した体重は脱水の改善による水分や浮腫が含まれていることを説明し，アルブミンを補充したり，利尿剤を併用する．患者は急速な体重増加に不安を感じ，パニックに陥ることもある．はじめに増えるのは水で，正味の体重が増えるのは 7〜10 日後と話しておくことが大切である．

図37 神経性食欲不振症患者の IVH 中の体重の変化

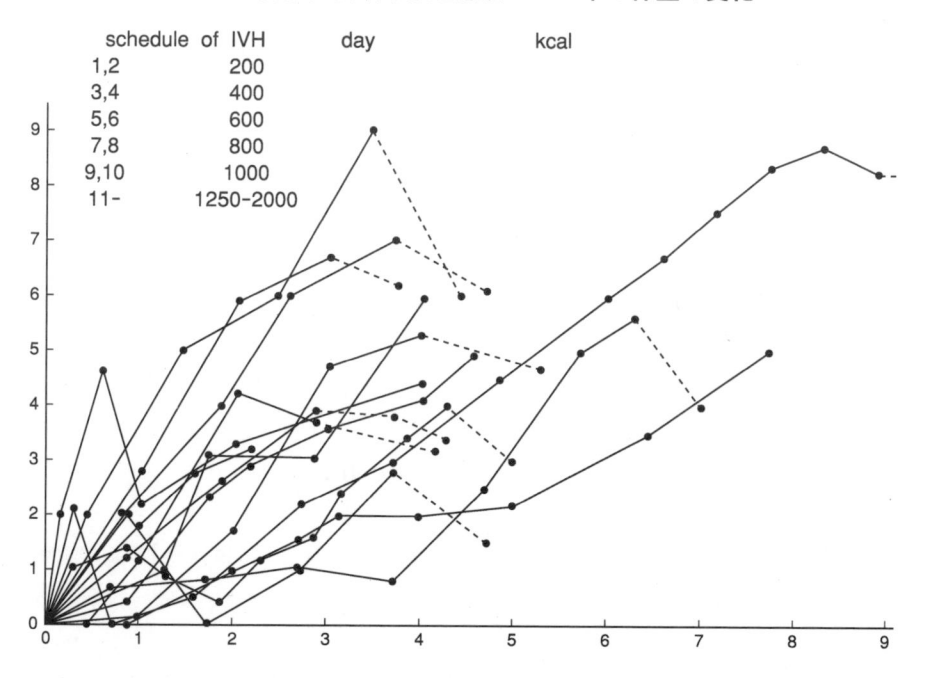

| schedule of IVH | day | kcal |
| --- | --- | --- |
| 1,2 | | 200 |
| 3,4 | | 400 |
| 5,6 | | 600 |
| 7,8 | | 800 |
| 9,10 | | 1000 |
| 11- | | 1250-2000 |

● 体温の上昇

　栄養状態の改善に伴い，体熱産生の亢進によって一過性に高体温をきたす．ほとんどは37.5℃までであるが，病室の日当たりがよく室温が高いと，発汗機能が低下しているため，体温調節不全によって37.5℃以上になることもある．

● カテーテル感染

　鑑別として最も重要である．カテーテル感染ではさらに体温が上がり，元来低下している白血球数は正常範囲内とはいえ増加する．発熱に遅れることがあるが，低栄養のためCRPの上昇が2日後には認められる．

　原因菌は黄色ブドウ球菌が多く，抗生物質では感染は抑えられないので，抗生物質を使うことなくカテーテルを抜去することが大切である．低栄養による肝機能障害がある時は，抗生物質によるアレルギー性肝炎を起こしやすい．通常はカテーテルは6週間で差し替えする．

● 点滴カロリーの漸減とカテーテルの抜去

　2,200 kcal以上の投与で，1週間に約1 kgの体重の増加を認める．摂食とIVHのカロリーを合わせて2,200 kcal以上摂取すると，1週間に約1 kgの体重の増加が得られる．経口摂取カロリーが増加するにしたがってIVHのカロリーを漸減し，合わせて2,500 kcal以内にする．目標体重に達し，その体重を維持するに必要なカロリーを食事のみで摂取できるようになれば，IVHのカロリーを1/2に減らし，体重が減少しないことを確かめる．さらに，1/3や200 kcal程度まで減量しても体重が減らなければ，IVHのカテーテルを抜く．500 kcal以下のカロリーは，末梢点滴でも補給できるので，早めにIVHのカテーテルを抜くことも可能である．摂食量の増加に応じて点滴のエネルギーを漸減し，200 kcal程度の点滴でも体重が低下しないことを確かめて点滴を中止する．

　目標体重を維持できる食事を摂取していなければ体重が減るので，その場合は減量したカロリーのIVHを継続する．ただし，1日1ℓ程度の補液をしていた場合，水分量の1 kg程度は減少することがある．

● Refeeding syndrome

　経過中，低亜鉛，低リン，低カリウム，低マグネシウム血症が起こるので補充する．低リン血症は燐酸2Kで補正する．

● **低血糖症状**

経静脈高カロリー栄養法を継続中に，カテーテルが閉塞したり，ロックして外出している間に低血糖症状が出現することがある．これは，インスリン分泌が亢進しているにもかかわらず糖分の補充が途絶えるためである．本人に症状と対策を話しておく．

● **その他**

栄養状態や代謝の亢進に伴い，動悸（特に食後），夜間発汗，皮膚落屑，脱毛，にきびが起こるので，前もって説明して安心させる．これは，代謝速度が改善し turnover を遅延させていた毛や皮膚が落ちるためである．

脱水の改善によって血清蛋白やアルブミンや血色素量が低下する．Hb 6 g/dl 程度の症例も多いが，極力輸血は控える．

症例
## 家族内のあつれきで発病した 18 歳女性

経静脈高カロリー栄養法を用いた治療例を紹介する（図38）．

18歳，女性．サラリーマンの父，専業主婦の母，妹の4人家族．自然食品を重視して小食の家庭．本人が15歳まで，母親の両親と同居していたが，父親と母方の実家との葛藤や，両親の教育方針の違いが原因で妹と不仲になっていった．本人の悩みに対し母親の鈍感さが目立った．

中学生までは健康で，158 cm，54 kg で，成績もよく，バレーボールの選手をしていた．進学高校に入学したが，成績順位は下がり，大学入試のための勉強が重視される雰囲気になじめなかった．高校2年生の4月に50 kg であった．クラブ活動が忙しく，7月に48 kg，8月にはアルバイトを始めたため，食事をする時間がなく，1日1食になった．本人はダイエットにいい機会だと思った．やせにもかかわらず，短い睡眠時間で過密スケジュールをこなすという活動性の亢進を認めた．10月，40.5 kg に減少し，無月経になった．

学校の勧めで本人はしぶしぶ当科を受診した．外来では，本人も両親も発症の背景についてほとんど洞察はなく，本人は食べていることを強調した．通学を切望したので，通学には35 kg 以上必要なことを話し，そのために1,500 kcal 摂取を勧めた．本人の3日間の食事の記録を参考にして，食べられる食品の範囲で胃もたれの少なくカロリーのある食品の紹介と栄養士による栄養指

図38　IVHを用いた神経性食欲不振症患者の経過

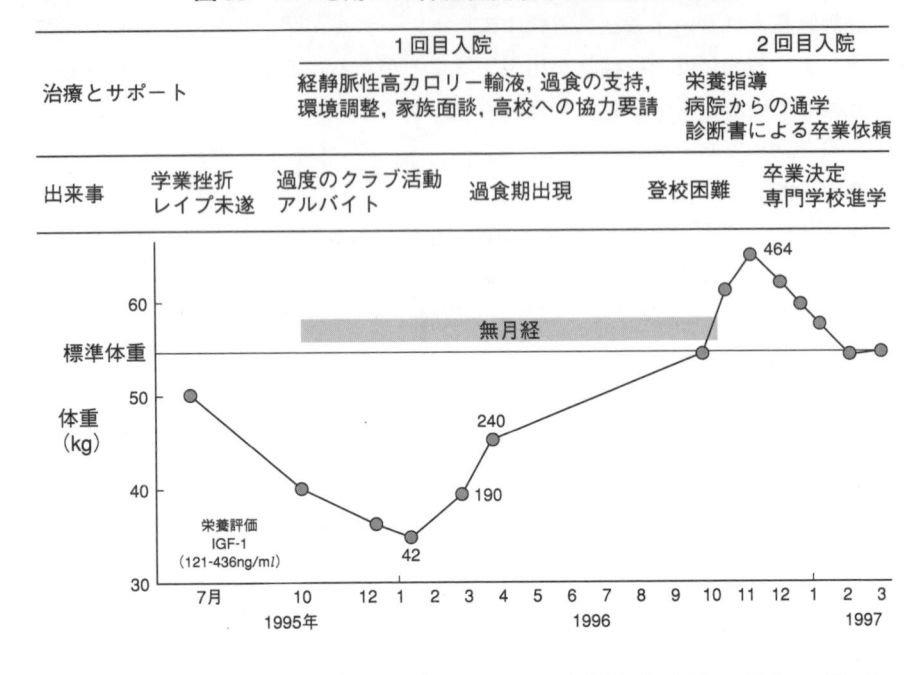

| 治療とサポート | | 1回目入院 | | | | 2回目入院 |
|---|---|---|---|---|---|---|
| | | 経静脈性高カロリー輸液, 過食の支持,<br>環境調整, 家族面談, 高校への協力要請 | | | | 栄養指導<br>病院からの通学<br>診断書による卒業依頼 |
| 出来事 | 学業挫折<br>レイプ未遂 | 過度のクラブ活動<br>アルバイト | | 過食期出現 | 登校困難 | 卒業決定<br>専門学校進学 |

（グラフ：体重（kg）の経過　1995年7月～1997年3月）
- 7月：約50 kg
- 1月：42（最低値）
- 3月：190、4月：240（栄養評価 IGF-1, 121-436 ng/ml）
- 11月：464（ピーク約65 kg）
- 無月経期間：1995年末～1996年10月頃
- 標準体重ライン：約53 kg

導をした．野菜はボール一杯でも食べるのに，米飯や魚肉は一切食べず，3 gの食塩制限でも塩辛いと言い，妹に摂食を強制した．

しかし，食事量は増加せず，翌年1月には34.6 kgまで低下し，階段の昇降も困難になったので，やっと本人も納得して1回目の入院をした．入院後，通学のため40 kgにはなってもよいが，体重の増えるスピードはゆっくりにしてほしいと希望し，点滴のカロリーの変化に過敏になった．IVH導入12日目に1,160 kcalにした．思考や記憶の障害があり，食事はほとんど食べられず，体重に見合う年齢へ幼児がえりを示し，母親に添い寝してもらったり，大声で母親と口論したり，医療スタッフには甘えた．

しかし，体重が35 kgを超えた入院1カ月ごろから，520～1,140 kcalの食事を摂取できるようになり，発病前にあった家庭内の葛藤や，クラブのレギュラー選手を外されたり，レイプ未遂事件があったことについて話し，この病気はそれからの逃げや両親へのメッセージであることを本人が述べた．7週間で38 kgになり，1,600 kcalの食事が摂取可能で，IVHのカロリーを漸減しても体重が維持できること，試験外泊でも食事に変化がないことを確認して

IVHを中止した．

　同時に，家族に本人が挫折や不幸な出来事で心身とも疲れ果てていること，成績が下がり大学進学に関して途方にくれていることを伝え，親身に相談相手になることを依頼し，高校にも連絡した．

　その後，本人が「治ってもいいかな」と思ったころから過食が出現した．「体が要求している」「栄養状態を改善するよいチャンス」と励まし，体重は45kgに増加した．しかし，勉強の遅れや周囲の進学熱に疎外感を感じ，また過食に伴う全身倦怠感や無気力のため2学期は登校できなくなり，食べている間だけは頭のなかがスーとして楽なため過食をするようになった．本人は，このアルコール依存症にも似た過食のからくりを理解していたが，「やせなくては通学できない」と強迫的に考えた．引きこもりを解消するため，本人の希望で第2回目の入院となった．

　入院時から過食は止まり，66kgから理想体重の54kgに減量するため，1,280kcalの食事と運動を行った．3カ月間の入院で体重は54kgになり，食事を1,600kcalにもどし，病院から通学して補習を受け，診断書を提出してかろうじて卒業できた．疲れた時やストレス時に過食はあるものの，現在専門学校に通っている．

# IV 章

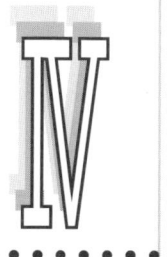

## 専門科、専門施設で行われている
## 精神療法

体重が 35 kg 以下では，心理的にもやせており，自己の直面している問題を客観視したり自己洞察する能力が損なわれている．精神療法は，患者の心理的問題を自分で解決することをサポートする知的な作業なので，治療の順序としては，身体状態のある程度の改善をはかり，次いで精神療法を加える．精神科的な治療は，これは今までの膨大な参考書籍に譲る．専門施設では，行動療法，認知行動療法，芸術療法，箱庭療法，家族療法などが行われている．

## 1．行動療法

　行動療法とは，学習行動理論に基づいて考案された治療法を総称していう（図39）．

　不適応症状は経験によって学習されたものとみなす．そこで，種々の方法で，不適切な反応を除去し，新しい適応行動を再学習させる．摂食障害も，幼少期からの誤った学習によって起こると考えられ，行動制限によってそれを修正する治療である．

　つまり，小食や食行動異常をすると罰が，体重の増加や望ましい食行動に修正されればご褒美が与えられ，それによって今までの不適切な行動を修正するというものである．罰やご褒美は強化因子とよばれ，ラジオ，テレビ，音楽鑑賞，読書，手芸などの娯楽や，交通，面会，電話，外出，外泊などの外部との

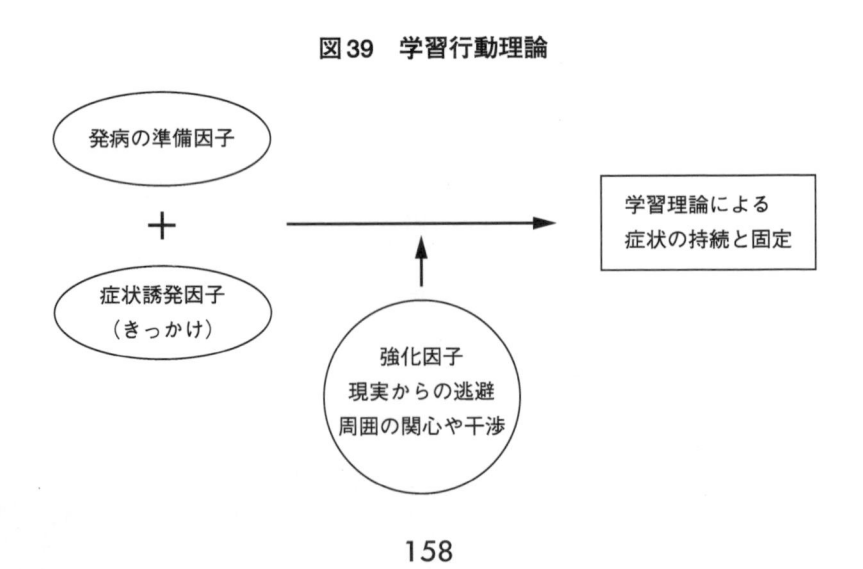

**図39　学習行動理論**

コミュニケーションなどが選ばれる．

治療の場は閉鎖病棟で，1日の摂取カロリーは800〜1,000 kcalから開始し，規定量をすべて食べた場合は，5〜7日ごとに200〜300 kcal増加していく（**表21**）．

1週間ごとの体重測定時に，0.5 kg以上の体重増加があれば，それまで禁止していた強化因子を一つ一つ解除し，医療スタッフがほめる．もし，増えていない場合は，禁止される強化因子はそのままである．

しかし，これは，患者が医療者と契約し，それを守ろうという意志があって

**表21 行動制限療法のプログラム例**

---
第1週(800 kcal)：行動観察期間
　　面会・電話・手紙・読書・音楽は，この週のみ許可
第2週(1,000 kcal)：行動制限開始
　　この週より面会・電話・読書・音楽などすべて禁止し，所持金も全額預かる．
第3週(1,200 kcal)
第4週(1,400 kcal)
第5週(1,600 kcal)　音楽または読書1時間許可
第6週(1,800 kcal)　音楽または読書2時間許可
第7週(1,800 kcal)　退院目標体重の−2 kgに達していれば，音楽・読書以外に，外出1時間許可
第8週(1,800 kcal)　外出2時間許可．小遣い週3,000円を渡す．
第9週(1,800 kcal)　外出2時間許可
第10週(1,800 kcal)退院目標体重の−1 kgに達していれば，外泊1泊許可
第11週(1,800 kcal)外泊2日許可
第12週(1,800 kcal)以上を問題なく通過し，退院目標に達していれば退院．

---
＊入院期間中，入浴・洗濯・同室者との会話，病棟のロビー，屋上に行くことは許可．
＊入院期間中，毎朝回診の際，前日までに書いた感想文（レポート）を提出．感想文を書くための辞書の携帯は許可．
＊入院期間中，病院食以外の食べ物の摂取および毎週日曜日の体重測定日以外の体重測定は禁止（体重は自己申告でなく，看護婦が確認）．
＊摂取カロリーは，現在の食事が全部摂れるようになり，体重測定後患者が納得した時のみ上げる．
＊緊急を要する家族との連絡は，第1週以外はすべて主治医を通して行う．
＊週1回程度，主治医は患者の入院中の経過報告をし，その際親から聞いた子供に対する親の思いを患者に伝える．

（深町　建「摂食異常症の治療」，金剛出版，1987より改変引用）

初めて成立する．おのずと適応と限界がある．行動療法の効果を期待できないのは，境界性人格障害などの人格障害，治療行為を拒否している段階，身体的危機状態，精神症状が激しい場合である．

## 2．認知行動療法

　行動療法を進歩させたものが認知行動療法である．個人の考え方や信念のような認知が発病と維持と治療経過に影響する．そこで，不合理な信念や思い込みを適切に修正する，セルフコントロールの獲得，価値観の修正をすることで，行動療法の効果を高めようとした．修正する認知の偏りの中のテーマは，患者も困っていることが選ばれる．

　手始めに，食事習慣を記録することも勧められる．食べた食品，時間，同席者，その時の精神状態を記録し，不適切な食行動が起こった場合，その準備因子，持続因子，周囲の状況を詳細に検討する．「夕食を全部食べたが吐いた」という場合，「その日はバイト先で嫌なことを言われた」「夜は一口食べてもどんどん太ると思う」「先に帰宅しているはずの母親が不在で寂しかった」などが明らかになる．嫌なことを言われたからといって吐くという行為に連結させないこと，一口はたった数十 kcal でどんどん太るというのは思い込みであること，嘔吐は母親への当てつけや寂しさの代償行為であることなどを説明し，その不適切さを修正できるよう指導していく．

## 3．集団精神療法

　本症の患者の中には，医療者との一対一の関係では緊張したり，リラックスできないことがある．対人関係に悩みをもつ者が多く，深い交流を避けることがある．また，発病後は孤立して，さらに周囲との葛藤が大きくなる．対人関係技能をつけさせ，社会や現実への適応力，融通性を高めるために，計画的に組織された集団の場を設定する．このメンバーの選択では，年齢や症状をできるだけ同質にしたり，異質なメンバーを混ぜるという技法が取られる．

　どこかに所属しているという感覚をもたなかった患者では，これと同じ悩みをもつ他人の存在に安堵感をもつ．治療者からよりも，軽快・治癒した患者からのアドバイスや励ましがより効果的なことがある．家族には言えない本音を

言う場になる．

ただし，著しく個人的な問題は扱えない．なぜならば，医療者は熟練を要し，患者には好ましくない行動の伝染や，劣等感や反感が強くなるからである．

## 4．箱庭療法

思春期の，感情の未発達や言語化能力の未熟さが目立つ患者に，砂箱と玩具を使用して何らかの作品を作らせる．その結果から，分離してしまった意識と無意識，内面と外にでる行動を統合するように指導する療法．医療者は熟練を要する．

## 5．芸術療法

絵画療法と文芸療法がある．絵画は，軽症あるいは回復期の入院患者が適切で，鉛筆，クレヨン，パステル，水彩などの好みの画材で，自分のペースで行うことができる．ただし，ある程度以上の技能と興味をもつ患者と理解できる熟練した医療者が必須である．箱庭療法と同様に，言語化の乏しい患者が適応できる．

文字を用いた文芸療法は，日記指導，書道，詩歌などがあり，特に日記は言葉による自己洞察を促す．患者が自己の葛藤やストレスに気がつき，自己発見する．入院・外来や年齢も問わない．

## 6．システム家族療法

Minuchin の家族システム論から発達し，1970 年代にアメリカ，イタリアで発展した．家族が患者にどのように接しているかを分析した結果，家族メンバー間では膨大な言語・非言語的コミュニケーションが行われ，家族メンバーはお互いに影響を与え合って問題解決し，その家族特有の問題解決パターンをもっていることが明らかになった．

システム家族療法とは，誰が悪いというような家族の病理を指摘するのではなく，家族システムを適切に機能させて，患者が症状を出さなくて済むような解決を促すというものである．そして，現在の患者は，その家族システムの代

表者あるいは犠牲者として，たまたま患者にされたので，システムが適切に機能しなければ患者になるメンバーが変わることがある．

典型的な例は，離婚話のある両親の娘は，神経性食欲不振症でいれば，両親は本人の病気を心配して離婚が進展しないので，ずっと病気でいようという「子はかすがい」を演じたりすることもある．

したがって医療者一人と患者との弱い援助関係より，過去－現在－未来にわたり強力な影響力をもつ家族システムを適切に機能させるほうが治療効果が高いという理念に基づく．しかし，医療者は特定の家族メンバーと連合せず，操作的にならないような配慮が必要である．

食卓状況を再現するような家族面接を繰り返し，家族システムを評価し，医療スタッフを選別して，治療方針を決めて，家族と時間や期間などの治療契約を結ぶ．ただし，日本的な，家や恥の文化が限界になることがあったり，家族が全体として治療に参加したり，内情を打ち明けたりすることに抵抗を示す場合は不適当である．

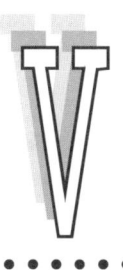

# V 章

## どのように回復するか

# 1 予後調査から

　厚生省調査研究班の5年後の予後調査では，治癒33％，軽快48％，不変13％，死亡6％で，死因は衰弱死，自殺，不整脈，感染症，急性胃拡張と報告されている．また，予後に悪影響を及ぼす因子として，遅い年齢での発症，長い罹病期間，著明な体重減少，大食型，食行動異常（嘔吐，食品の貯蔵，盗み食い，食事時間の偏り），利尿剤乱用，重症の精神症状（ヒステリー，強迫，孤立）が指摘されている．さらに，繰り返される自傷行為，アルコール依存，医療者を操作する行為，両親の協力が乏しいことも予後不良因子であると報告されている．

　強いやせ願望は，重症の現実逃避と考えられる．重症の精神症状は，自分のことを客観的に考えたり，偏った認識を変える妨げになる．

　当科の1995年1年間の初診患者の，5年後の身体的および社会的予後を図40に示した．患者数は37人ですべて女性であった．経過中，1人が嘔吐中に突然死した．2000年1月時の平均年齢は25.8±5.8歳（18.3〜40.3歳）であった．体重は，3人（8.1％）が標準体重の110％以上，25人（67.6％）が110〜85％，9人（24.3％）が85％未満であった．月経は21人（56.7％）で再来していた．合併症は，5人（13.5％）が神経性過食症に移行し，うつ病と慢性アルコール症が1人ずつ，過敏性大腸症候群が2人であった．4人が結婚し，2人が出産を経験した．13人（35.1％）がフルタイムの職業に，8人（21.6％）がパート職に就労し，11人（29.7％）が学生で，2人（5.4％）が専業主婦であった．1人が無職で，2人が自宅に引きこもりの状態であった．

　著者の施設には重症例が紹介される傾向にあるが，「治癒」を「体重と月経が回復して食の異常によって日常生活が障害されない」とすると，治癒率は5年間で50％といえる．治癒した患者は，病前に希望していた学校，就職先などの目標を下げていることも多い．背伸びをして無理していたため発病した場合は当然の結果かもしれない．

　残り45％の患者は，通学や通勤はできるものの，偏食や友人と気軽に会食ができないなどの悩みを抱えていたり，いまだ無月経である．しかし，偏食や外食のメニューのカロリーを心配して友人と気軽に会食できない場合，そのために交友が狭められたり変人に思われることを心配していれば，あらかじめカ

図40　1995年の初診患者の5年後の予後

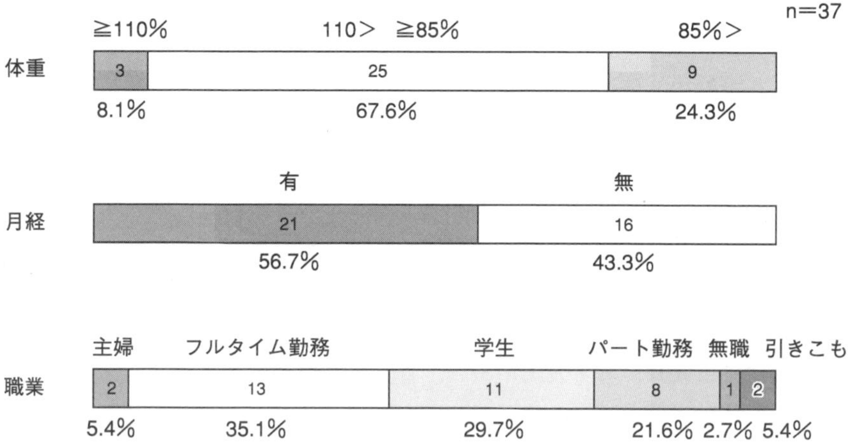

体重: ≧110% 3 (8.1%) ／ 110＞ ≧85% 25 (67.6%) ／ 85%＞ 9 (24.3%)　n=37

月経: 有 21 (56.7%) ／ 無 16 (43.3%)

職業: 主婦 2 (5.4%) ／ フルタイム勤務 13 (35.1%) ／ 学生 11 (29.7%) ／ パート勤務 8 (21.6%) ／ 無職 1 (2.7%) ／ 引きこもり 2 (5.4%)

ロリーを調べて安心できるメニューを決めておいたり，胃腸の病気と言い訳して飲み物やスナックでおつき合いするなどのアドバイスをしている．自分の偏食や食へのこだわりをコンプレックスに思い悩んでいる患者の場合は，糖尿病などで食事療法をしている人は多いと説明し，気持ちを軽くするようなアドバイスをしている．このような患者も，良好な友人関係が得られることで，友人となら外食ができるようになるなどの改善をみることもある．また，自分の交友関係や仕事に愉しみや意欲を持ちはじめれば，「食にこだわっている場合ではない」と自ら改善していく．

　残り5％は，さらに体重が減ったり，社会から退いた生活を余儀なくされている．家族が全面的に生活をサポートする結果になり，家族の負担は大きい．このような患者の中には，発病時の問題というより，長い罹病期間に生じた学校の遅れ，社会的なブランクを埋められないストレスでさらに悪化している場合もある．同級生が社会人になると同窓会にも出席できない，友人からの連絡も疎遠になる，やっと始めたアルバイトで「その年まで何をしてきたのか」と尋ねられる，年下のアルバイトより仕事の覚えが悪いと指摘されるなどの出来事でまた引きこもることもある．

　死亡率は本邦では5％である．当科での死亡例の原因は，すでに述べた嘔吐中の窒息の他に，自宅での衰弱，喀痰による窒息，心不全である．自宅での死亡例は，病歴が長く，入退院を繰り返し，体重は25kg以下になり，いやがる

患者を説得して次の入院を予定していた時であった．

　臨床の現場で，2〜3年で完治する患者に共通して認められる事は以下の通りである．
① 本人と家族が「解決するべき問題は食行動ではなく，食行動異常に陥らなければならなかった心理的問題やストレスに対する認識や行動の偏り」と理解できる．
② 体重を増加させる具体的な目標をもてる．このためには，本人が大きな困難なく戻れる社会での居場所（学校や会社）がある．
③ 家族は本人と相談しながら治療に協力できる．家庭が安心して療養できる場になる．
④ 家族以外に親身になる友人や教師，コーピング・スキルやコミュニケーションの体験学習の場になるアルバイトなどのサポートが得られる．
⑤ 経過中に，自分が病気であることを認め，発病に至った原因の洞察ができる．

## 2 一様ではない回復過程──完治した症例の経過

　医療者が，本症を困った病気と受け取る要因の一つは「先が予測できない」ためと考えられる．本人の成長，家族や周囲のサポート，環境の好転などの因子によって，改善の早さ，回復の程度はケース・バイ・ケースと言わざるをえない．患者は若く，今後成長し，変化することができる．本人のつらさを理解し，治療の妨げになる要因をできるかぎり取り除き，安心できる療養の場をつくると，たとえ時間がかかっても患者自身が治っていく．考え方や行動パターンの偏りを直すように指導すると，患者はアルバイトや趣味を介しての人との出会いやさまざまな経験からコーピング・スキルを向上させる．患者がこの生き方でいいんだと思い始めたころには心身ともに改善している．本人の努力や家族の苦労など書ききれない部分は多いが，現在30歳前後で，症状の再発の危惧がほとんどない5症例の経過を紹介する．

> 症例 1

# 社会に出ることの不安から発病，短期間に治癒した症例

　都内の会社経営者の父と主婦の母の長女で，弟が一人いる．20歳時，大学2年の夏，身長158 cm，体重48 kgであった．性格は内向的で，何かを決断するときに，結果を心配してなかなか決められないという傾向があった．家族も本人も思い当たるきっかけはないが，徐々に食事量が減少し，秋には42 kgになって無月経になった．大学3年の4月には体重が35 kgまで減少したため当科を受診した．

　本人は元の体重に戻りたいと希望し，小食以外に食行動の異常を認めず，家庭内でトラブルになるような異常行動はなかった．学業や友人関係の悩みも思い当たらず，本人の好物である和菓子やイモ類を増量する栄養指導をし，月1回，近況報告をしてもらう面談を続けた．本人は，大学のクラブには所属せず，親しい友人は少なかった．その後，コーヒー販売店のアルバイトを始め，「社会勉強になる」と話していた．帰宅すると，母親に「今日はこんなにたくさん食べた」と訴える習慣になった．母親にとっては，それほど多い量ではないので，けげんに思って否定すると，本人の機嫌が悪くなった．

　母親には「たくさん食べた」というのは，「たくさん頑張ってきた」と報告しているだけなので，聞いてあげるだけで十分と説明した．体重は徐々に増加し，大学4年生には40 kgになった．父親の紹介で大手会社に就職し，仕事や人間関係は順調であった．就職した年の5月にひとり暮らしを希望したが，家族に反対されて，外来に相談に来た．母親は，「入社したばかりですし，今までひとり暮らしをしたことがないので心配です」と言ったが，本人の意思が堅いので，「本人の意思を尊重してひとり暮らしをさせること，気楽に実家に出入りさせること，失敗して実家に戻ることがあっても責めないこと」をお願い

● 症例1の治癒に至る経過のまとめ

| | |
|---|---|
| 準備因子 | 性格傾向，乏しい交友関係 |
| 発病の契機 | 就職を含めた将来の選択の不安 |
| 持続・強化因子 | 当初は進路が決められないという不安．その後は特になし． |
| 家族の対応 | 干渉せず，話の聞き役，自立を許す． |
| 医療者の対応 | 家族への協力依頼 |
| 回復によい効果を及ぼした事象 | アルバイト，父親の紹介による就職，自活 |

図41 症例1の経過図

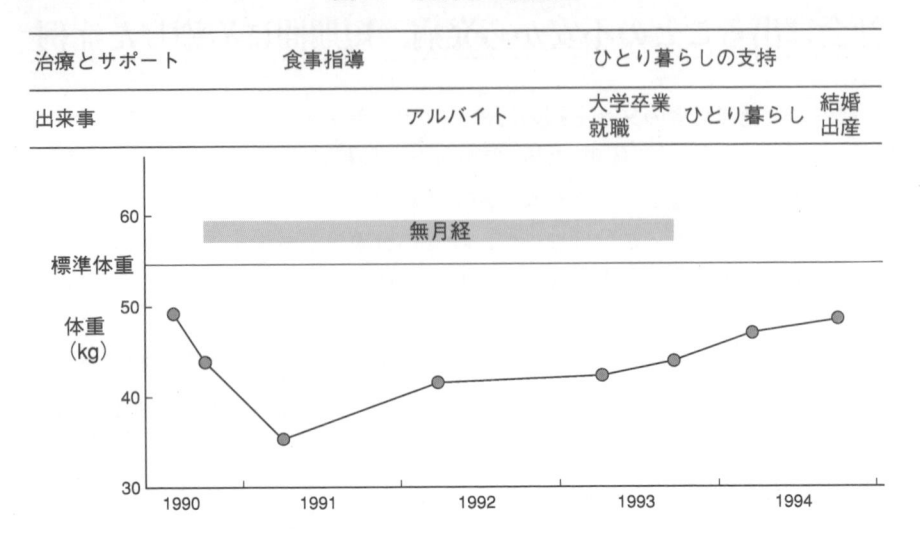

| 治療とサポート | 食事指導 | | ひとり暮らしの支援 | | |
|---|---|---|---|---|---|
| 出来事 | | アルバイト | 大学卒業 就職 | ひとり暮らし | 結婚 出産 |

無月経

した．ひとり暮らしは順調で，秋には月経が再来した（**図41**）．

本人がやせ始めたころのことを振り返って，「はっきりはしないが，前に進む，つまり社会に出ることが不安だった」と述べている．その後，結婚し，子供に恵まれて順調に過ごしている．

### 症例2
# 職場のストレスから発病，退社して改善した症例

都内の店舗経営者の母の長女で，弟が二人いる．小学校時代に離婚した父はその後死亡．母方の祖母と同居している．大学時代は身長158 cm，体重56 kgであった．大学4年時から徐々にやせはじめ，卒業後，服飾関係の会社に就職した．営業を担当したが，上司との折り合いが悪く，本人は悩んでいた．

入社時の1990年4月，身長158 cm，体重43 kgであったが，睡眠時間は短く，過活動で，無月経になった．1992年6月には34 kgになり，体力低下が出現した．婚約者の母親が心配して当科を受診させた．仕事や人間関係に悩んで，退職したいという本音と，熱心に就職活動をしてやっと入社したのでこの

図42 症例2の経過図

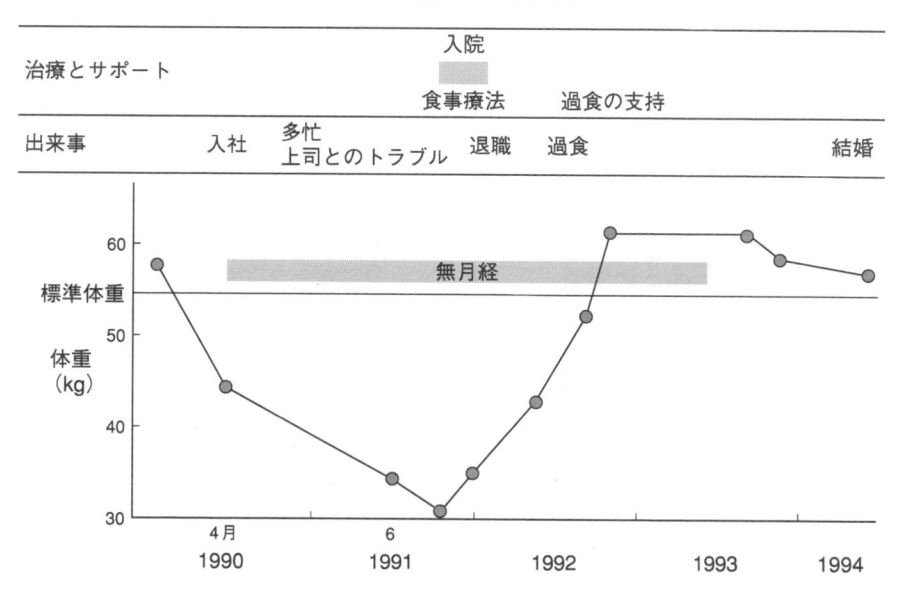

| 治療とサポート | | | 入院 食事療法 | 過食の支持 | |
|---|---|---|---|---|---|
| 出来事 | 入社 | 多忙 上司とのトラブル | 退職 | 過食 | 結婚 |

（グラフ：体重(kg)の経過。1990年4月頃 約57kg → 44kg → 1991年 約34kg → 6月頃 最低約31kg → 35kg → 1992年 約43kg → 53kg → 61kg → 1993年 61kg → 57kg → 1994年 約55kg。標準体重のラインあり。無月経の期間が帯で示されている）

ままま辞めるのは悔しいという思いがあり，葛藤していた．

しかし，急激なやせによる体力低下が著しく，飢餓症候群による思考力の低下を認め，休ませる意味で入院させた．「会社はずる休みと思うかもしれない」という本人の不安を解消して安心して休むために，自宅療養ではなく入院にした．1,500 kcal の経口摂取が可能であったため，他の栄養療法は行わなかった．体重は増加しなかったが，精神的に安定し，退職したいという本音を言うようになった．退職の手続きをした後から，異常な食欲が出現した．本人が，この過食期を利用して回復することに同意したため，退院とした（図42）．

その後，約1年間にわたり過食傾向が持続した．体重は60 kg になり抑うつが出現したり，外来で泣くこともあったが，医療者は共感し，いずれ止まることを説明し続けた．家族や婚約者が食べることを「健康に近づくこと」と支持し続けた．自己嘔吐や下剤の乱用などはなかった．経過中，本人が母親に伝えていなかった幼少時のつらい体験を吐露し，母親が気づかなかったことを詫びるエピソードがあった．

本人は，「母親一人が苦労していると思い，心配をかけないように，虚勢を張って無理をしていた」と語った．また，発病したころを振り返って，「自分

● 症例 2 の治癒に至る経過のまとめ

| | |
|---|---|
| 準備因子 | 性格傾向，養育歴，母親との関係 |
| 発病の契機 | 職場での上司とのトラブル，仕事での挫折 |
| 持続・強化因子 | 特にない． |
| 家族の対応 | 甘えさせる． |
| 医療者の対応 | 一般心理療法，入院と栄養指導，家族への協力依頼 |
| 回復によい効果を及ぼした事象 | 趣味　婚約者一家やお稽古事の先生のサポート |

は世間知らずで，他人と協調して仕事をする姿勢が足りなかったので，うまくいかなくてあたりまえだった」と述べている．趣味が多彩で，お茶やお花を続け，その先生方にも励まされていた．1994 年，体重は 55 kg になり，結婚した．その後，子供に恵まれて順調に過ごしている．同居の義父母が病気の経過を知っており，負担を減らし，甘えられるよう配慮しているとのことである．

症例 3
## 学業や家事の負担で発病，7 年で治癒した症例

　関東地方の自営業の父親とそれを手伝う母の長女で，妹が二人いる．母親が躾けに厳しく，幼少時から家事をこなし，親の言いつけを守り，反抗期はなかった．1983 年，高校 3 年生時，身長 155 cm，体重 40 kg であった．秋に父親が負債を抱え，両親には離婚話も出たので，本人は大学進学をあきらめ，受験勉強を中止したが，両親はそれに気づく余裕がなかった．入試申し込みの直前に母親が気づいて，無理やり短大を受験させたが，不合格になった．本人は園芸の仕事を希望したが，母親の希望で，税理士を目指して東京の簿記専門学校に入学して寮生活を始めた．

　このころ，交際していたボーイフレンドに「やせた女性が好き」と言われ，ダイエットを開始し，38 kg になった．規定の 2 年を過ぎても税理士試験には合格しなかった．1987 年 12 月，母親が交通事故で入院したため，実家で家事をしながら片道 4 時間半の通学を 1 カ月間続けたところ，体重は 35 kg に減少し，無月経になった．1988 年 5 月からほとんど食事を食べることができず，夜間，菓子類を過食して自己嘔吐するようになり，下肢の浮腫が出現した．近くの市立病院内科を受診し，血液検査を受けたが異常がないと言われた．6 月，

当科を受診した．

初診時，体重33kgで，顔面蒼白で無表情であった．入院を拒否したので31kg以下に体重が減少（夏季の入院基準）した場合は入院することを約束させた．その後，体重は30.8kgに減少し，記銘力低下や階段昇降が困難になった．入院待ちの11月のある日の未明，呼びかけに反応せず失禁したため，緊急入院した．不眠のため指示された以上の錠数の睡眠薬を内服したためと考えられた．

第1回目の入院は，生命の危機に対する緊急入院のため，4週間のIVHにて体重が33.8kgに増加し，検査データが改善したため約2カ月で退院した．この間，今まで我慢していた親への要求（税理士になることをやめる，母親の愚痴の聞き役になりたくないなど）ができるようになった．

家族は，本症の理解が不十分で，本人の体重や食事に干渉した．今までの模範的な自分を知る親戚に会うことを拒否し，母親が自分のために特別に用意した食事を「食べろという脅迫」に感じ，家庭が安心して療養できる場にならなかった．1989年3月，体重は29.8kgに減少し，肺炎を併発して，第2回目の入院をした．4週間のIVHにて体重は35.6kgに増加した．本人の自己洞察が進み，「やせ」は特別な存在でいたいためであり，かつ両親に心配してほしいためであり，35kg以上にはなりたくないと言った．

家族の本症への理解が深まり，本人に過剰な負担をかけたことを詫び，父親は遠路運転してたびたび面会に訪れた．父親は口数は少ないが，本人の一番の味方であった．本人が他の家族の干渉を受けにくいように離れを建てたが，夜は両親の真ん中で，川の字になって寝るようになった．家族全員の配慮が深まると，「早く治らなければいけない．もう22歳なのに」と焦りが出て，過食した．このため，今度は体重増加を不安に思って自己嘔吐し，自責の念にかられるという悪循環を約1年間繰り返し，体重は35kg前後であった．家族は，時に本人を叱り，時に，「治らないのではないかという不安」をもったが，医療者は「本人が一番苦しいので周囲ももう少し頑張りましょう」と支えた．

本人は，「拒食，過食，嘔吐はすべて自分に注目してほしい，愛情をもってほしいという表れ」と悟り，「5年間病気をしていたので5年かけて徐々に治す」という治療者の勧めを家族とともに受け入れていった．

徐々に体重が増加し，37kgから，友人の紹介のレストランのアルバイトをしたり，母親の友人の会社の経理を手伝ったりした．妹の結婚や祖母の死など

### 図43 症例3の経過図

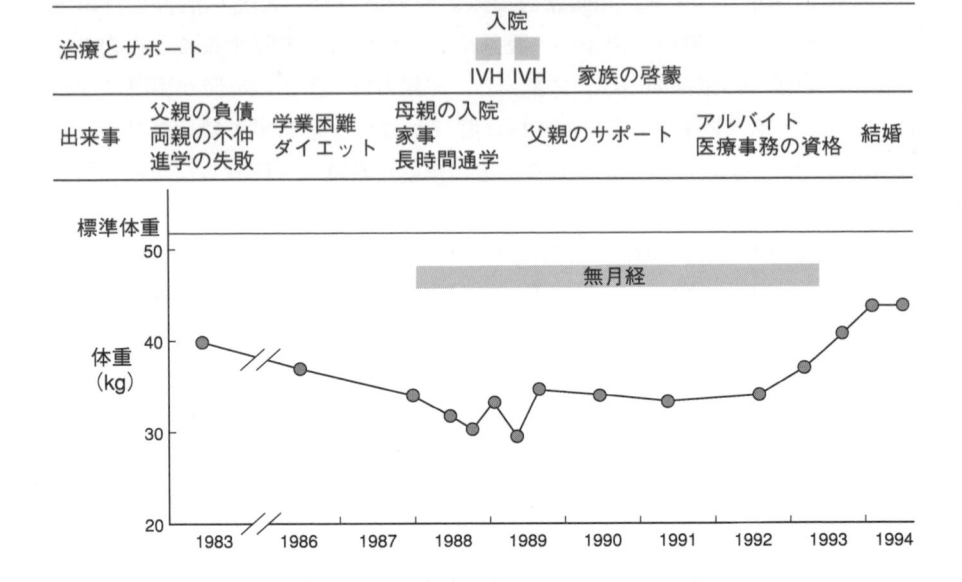

| 治療とサポート | | | | 入院<br>IVH IVH | 家族の啓蒙 | | |
|---|---|---|---|---|---|---|---|
| 出来事 | 父親の負債<br>両親の不仲<br>進学の失敗 | 学業困難<br>ダイエット | 母親の入院<br>家事<br>長時間通学 | | 父親のサポート | アルバイト<br>医療事務の資格 | 結婚 |

（体重経過：1983年約40kg→1986年37kg→1987年34kg→1988年32kg前後→1989年最低約29.5kg→1990年約34.5kg→1991年約33.5kg→1992年約34kg→1993年約37→41kg→1994年約44kg。無月経期間：1988年頃〜1993年頃）

の家族の変化があった．「長女だから親の面倒を見なければいけないと思って，今まで気が重かった」が，「自分は両親が好きなので，いずれは跡取りとして実家で生活するが，両親が元気な間は自活してみたい」という希望を持てるようになった．医療事務の講習会を受け，資格をとって，医院で働くようになった．体重は42〜45 kgに回復し，1993年4月，月経が再来した（図43）．その後，結婚した．

● 症例3の治癒に至る経過のまとめ

| | |
|---|---|
| 準備因子 | 性格傾向，養育歴，進路の挫折，家庭内葛藤 |
| 発病の契機 | 父親の負債，ボーイフレンドの言葉，無理な通学，学業困難，母親の入院 |
| 持続・強化因子 | 年齢相応の責務からの逃避，両親にかまってもらえる． |
| 家族の対応 | 受容，過度な期待を取り下げる．自立を焦らせない．<br>家庭内葛藤の解消，父親のサポート |
| 医療者の対応 | 一般心理療法，入院と栄養療法，家族への協力依頼 |
| 回復によい効果を及ぼした事象 | 家族に甘える，アルバイト，資格の取得，友人のサポート |

この長い治療期間，片道3時間の通院であったが，豪雪のため交通機関が麻痺した日以外は2週間に1回の受診を欠かさなかった．病院では医者も看護婦からも自分の話を理解してもらえたので，どうしても話に来たかったと述べた．

> 症例4

## 将来の目的が決まることで改善，専門職を続ける症例

都内のサラリーマンの父と主婦の母の二女で，姉と妹がいる．性格は内向的で，母親には長女に比べて頼りなく思え，過干渉の傾向あり．1989年，高校に進学し，母親の強い勧めで，体育系のクラブに入部した．それまで，そのスポーツの経験がなく，マネージャーになった．毎日曜日，試合で忙しかった．学業成績は優秀で，特に英語が得意であった．身長159 cm，体重48 kgであったが，同年9月ごろから，ダイエットの既往なしに摂食量が減少し，無月経になった．1990年2月には体重は35 kgになり，近医で診断したが，母親が病名を信じられず，当科を受診した．

ほとんど経口摂取できないため，6週間のIVHを行って，体重は40 kgまで増加した．検査にて胃排出能の著しい低下を認めたため薬物療法を加え，1,400 kcal程度摂取できるようになったので，4月に退院とした．無口で，かつ自己洞察が進まず，身体治療が主体であった．退院後も，なんら本人の思いや考えは聞けないまま，体重は35 kgまで低下した．

母親は，本症への理解が不十分で，嘆いたりやきもきしていたが，父親は本人と外出したり，本人にねだられて比較的高額な品を買い与えたりしていた．また，叔母が本人のよい話し相手であった．父親は，職場の若い女性に留学経験者が多いことから，自分の娘にぜひ留学をさせたいと考えていた．7月，留学の願書を提出したところ，米国の受け入れ先から，「神経性食欲不振症が疑われるので，留学を認められない」との返事が返ってきた．本人は落ち込む様子はなく，その後，親しくしている叔母のように「看護婦になりたい」と言い出した．体重は38～40 kgであった．後で，「留学の道が断たれて，もう一つの道にすっきり進める気がした」と述べている．

積極的に，看護学校を選んで受験し，合格した．看護学校在学中は45～48 kgになり，休暇には病院でアルバイトし，時に人間関係に悩んだりしていた

### 図44　症例4の経過図

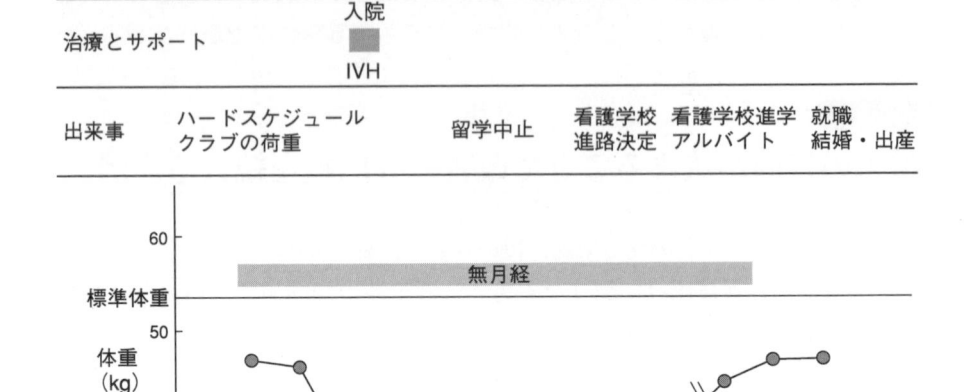

| 治療とサポート | 入院<br>■<br>IVH | | | | | |
|---|---|---|---|---|---|---|
| 出来事 | ハードスケジュール<br>クラブの荷重 | 留学中止 | 看護学校<br>進路決定 | 看護学校進学<br>アルバイト | 就職<br>結婚・出産 | |

体重(kg)のグラフ：標準体重ライン（約55kg）、無月経の期間（1989年〜1992年頃）。体重推移：1989年4月約47kg → 9月46kg → 1990年6月35kg → 40kg → 1991年36〜37kg → 1992年38〜39kg → 1995年41〜44kg → 1996年47kg。

●症例4の治癒に至る経過のまとめ

| | |
|---|---|
| 準備因子 | 性格傾向，養育歴，家族の過剰な期待 |
| 発病の契機 | ハードスケジュール，クラブ活動の疲れ，勉学の負担 |
| 持続・強化因子 | 両親の過剰な期待に答えなくてすむ． |
| 家族の対応 | 受容，過度な期待を取り下げる．自立を焦らせない．<br>家庭内葛藤の解消，父親のサポート |
| 医療者の対応 | 入院と栄養療法，家族への協力依頼 |
| 回復によい効果を及ぼした事象 | 理解ある叔母，留学を断られて親に期待が消えて<br>　　はっきりした目標がもてたこと，アドバイス |

が，先輩看護婦の友人もでき，以後，仕事上の悩みがあると相談していたようである（図44）．体重の回復後1年半して月経がホルモン治療なしに再来した．結婚して，看護婦を続けている．現在では，母親は「この子が一番頼りになる」と話している．

## 症例5
# 落ち着ける生活の場を得たことで治癒した症例

　都内のサラリーマンの父と主婦の母の長女で，弟が一人いる．父親の転勤に伴い転校が多く，社宅住まいで，父親は仕事に忙しく，家族の問題には全く協力せず，母親のストレスも大きかった．父親は躾けに厳しく，理由を聞かず叱責することが多かった．小学校低学年までは活発であったが，10歳ころから慢性頭痛を訴え，数カ所の医療機関を受診し，てんかんと診断された．主治医との関係は悪かったが，他の医療機関にも移れず本人にとってストレスであった．強い眠気を催す薬を処方され，就学が困難で，欠席することが多かった．欠席して自宅の庭で遊んでいるとずる休みと思われ，逆に出席すると「病気なのにがんばっている見本」にされた．性格は内向的になった．父親は仕事で忙しく，本人の病気や学校のことには無関心であった．

　高校3年生の時，別の医療機関で，「てんかんではない」と診断された．両親は今までの診療歴を恨んだが，本人は解放されて嬉しかった．しかし，友人が留学や進学する中で，進学にも就職にも準備が遅れていた．1986年，19歳の時，突然メニエール病によるめまい発作を起こし，長期入院した．身長160 cm，体重42 kgであったが，吐き気のため摂食が不十分で，体重は30 kgまで減少した．その後，吐き気が消失しても，摂食量は増加しなかった．

　1988年9月，当科を受診した．体力は低下して自力歩行は困難であった．入院後4週間のIVHにて体重は38 kgまで回復した．体重の増加に神経質になり，ヒステリー症状（麻痺や発語不能）が出現し，過敏性大腸症候群やアトピー性皮膚炎の悪化を認めた．退院後も，自己洞察は全く深まらず，「もう21歳だから○○していなければならない」と自分の理想と現実のギャップに悩み，焦る日々が続いた．体重は36〜38 kgで，偏食は改善せず，主として口当たりのよいケーキとアイスクリームが主食になり，必ず時間を守って，母親としか食事ができなかった．これらは母親の生活を拘束したが，「本人が安心する決まり」として，母親は遂行した．

　このころから，ヒステリー発作が頻繁に出現するようになった．急に人が変わったようになり，言葉使いも動作も乱暴になって，不満に思っていることを口汚く言うようになった．また睡眠の前後に，2歳くらいの幼児の言葉使いや

V章 どのように回復するか

**図 45　症例 5 の経過図**

| 治療とサポート | | 入院<br>■<br>IVH | 父親への啓蒙と協力依頼 | | | |
|---|---|---|---|---|---|---|
| 出来事 | 進学の挫折<br>メニエール発作 | ヒステリー発作<br>アトピー性皮膚炎<br>過敏性腸症候群 | ヒステリー発作<br>メニエール発作<br>の反復 | 転地 | | ヒステリー発作<br>メニエール発作<br>の軽快 |

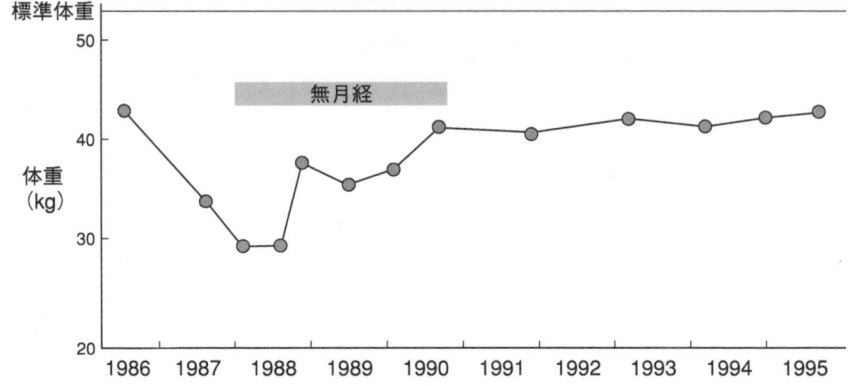

動作をして，そのころの話をするという発作も起こすようになった．母親はそれを受け止め，2歳の子供をあやすように対応した．精神科への受診を拒否するため，ヒステリー発作にはマイナートランキライザーの提案しか行えなかった．

1991年10月，体重は40 kgで，月経は再来した．東京になかなか落ち着けず，年に3～4回のめまい発作時には夜も消えない騒音を嫌い，母親の強い指導力のもと，父親の退職と第二の就職を機会に田舎へ転居した．徐々に，本人が無意識に抑圧していたと思われる両親，特に厳しい父親への嫌な思い出や前の主治医への恐怖を話すようになった．

自然に恵まれ，日々の生活に慣れると，絵を描いたり，写真を撮ったり，園芸に精を出すようになった．持病のメニエール発作や時にヒステリー発作も出現するが，体重は40 kg以上を維持し，月経も再来した．母親は，いつも，あるがままの患者を受け入れ，過剰な期待をせず対応した（図45）．

その後めまい発作やヒステリー症状は消失し，家事をひとりでこなし，旅行も積極的に楽しむようになった．本人は，「東京に住んでいるころは優秀な友

人からの刺激があせりになり，仕事や勉強の情報が多くて，何を選んでいいのか迷ってパニックに陥っていた．田舎では，したいこともすぐできないので諦めがついたし，情報量が制限されてむしろ選べるようになった」と話している．

●症例5の治癒に至る経過のまとめ

| | |
|---|---|
| 準備因子 | 性格傾向，養育歴，家庭内葛藤，持病に伴うストレス，進学の挫折 |
| 発病の契機 | メニエール病 |
| 持続・強化因子 | 年齢相応の責務からの逃避 |
| 家族の対応 | 全面的な受容，自立を焦らせない．家庭内葛藤の解消，転地 |
| 医療者の対応 | 入院と栄養療法，家族への協力依頼 |
| 回復によい効果を及ぼした事象 | 転地 |

## 3 完治した患者へのインタビューから

治癒した患者に「何が摂食障害の改善によい影響を与えたか」についてインタビューした結果によると，
① 環境の変化
② 自分の考え方の変化
③ 食以外に興味をもてることができた．
④ 自分自身や，悩みを受け入れて理解してもらえたと感じて，やせている必要がなくなった．

という答えが多かった．環境の変化では，家族の問題が解決したことや，転校や進学，配転や転職があげられた（上智大学文学部心理学科大学院生の横山千郷さんとの共同研究より）．

本症では，食や体重だけでなく，生活全般において考え方やとらえ方の偏り（認知の偏り）があり，「太るとすべてがだめになる」「やせていないと認められない」「昼寝をしてだらしなくしてはいけない」「何でも完璧にこなさなければいけない」という考えにとらわれていることが多いが，これが緩和された．また，アルバイトや趣味など食以外の興味がもてたこともあげられた．さらに，摂食障害の症状や自分の悩み，自分そのものが家族や他人に受け入れられ理解してもらえたと感じたことも大きな因子であった．

## 参考図書

1) Garner DN, Garfinkel PE(eds)：Handbook of treatment for eating disorders, 2nd ed, The Guilford Press, New York, 1997.
2) スティーブン・ワイリー・エメット編（篠木　満，根岸　剛　訳）：神経性食思不振症と過食症，星和書店，1986．
3) 末松弘行，河野友信，玉井　一，馬場謙一編：神経性食欲不振症－その病態と治療．医学書院，1985．
4) 末松弘行，河野友信，玉井　一，馬場謙一編：神経性過食症－その病態と治療．医学書院，1991．
5) 河野友信，山岡昌之，石川俊男，一條智康編：最新心身医学，三輪書店，2000．
6) 日本静脈経腸栄養学会編：コメディカルのための静脈・経腸栄養ガイドライン，南江堂，2000．
7) 東口高志編：NST完全ガイド，栄養療法の基礎と実践，照林社，2005．
8) 特集／食欲調節異常症－食欲調節障害および摂食行動異常に関する最新の研究動向，日本臨牀，59巻第3号，2001．
9) 鈴木眞理：乙女心と拒食症，インターメディカル，1999．
10) 切池信夫：摂食障害，医学書院，2000．
11) 鈴木眞理：ダイエット障害，少年写真新聞社，2005．

〈著者略歴〉


堀田　眞理（ほった　まり）
山口県出身
1979 年　長崎大学医学部卒業
1979 年　医師免許を取得し，佐賀医科大学病理学教室助手となる．
1981 年　東京女子医科大学内科 2 研修医．
1983 年　東京女子医科大学内科 2 助手．
1985 年　医学博士学位を取得し，日本内科学会内科認定医となる．
　　　　アメリカサンディエゴソーク研究所神経内分泌部門に留学．
1987 年　東京女子医科大学内分泌疾患総合医療センターの内科助手となる．
1990 年　日本内科学会内科専門医となる．
1991 年　日本内分泌学会内分泌代謝科専門医．
1999 年　東京女子医科大学内分泌疾患総合医療センター内科講師となる．
2002 年　政策研究大学院大学保健管理センター教授になり現在に至る．

〈現在の所属学会〉
日本内科学会，日本内分泌学会，日本糖尿病学会，日本神経内分泌学会，日本東洋医学会，日本医学教育学会，The Endocrine Society（アメリカ内分泌学会），日本心身医学会，日本心療内科学会


## 内科医にできる 摂食障害の診断と治療

発　行　2001 年 8 月 15 日　第 1 版第 1 刷
　　　　2007 年 2 月 20 日　第 1 版第 3 刷ⓒ
著　者　堀田眞理
発行者　青山　智
発行所　株式会社 三輪書店
　　　　〒113-0033　東京都文京区本郷 6-17-9　本郷綱ビル
　　　　☎ 03-3816-7796　FAX 03-3816-7756
　　　　http://www.miwapubl.com
印刷所　壮光舎印刷 株式会社

本書の無断複写・複製・転載は，著作権・出版権の侵害となることがありますのでご注意ください．

ISBN 978-4-89590-146-8 C 3047

JCLS 〈㈳日本著作出版権管理システム委託出版物〉
本書の無断複写は著作権法上での例外を除き，禁じられています．複写される場合は，そのつど事前に㈳日本著作出版権管理システム（電話 03-3817-5670，FAX 03-3815-8199）の許諾を得てください．

■抗癌剤を正しく使いこなすためのマニュアル、待望の改訂版刊行

研修医・看護師・薬剤師のための
# まちがいのない抗癌剤の使い方【第2版】
抗癌剤を毒薬にしないために

監修　森　武生　東京都立駒込病院院長
著者　東京都立駒込病院化学療法科

抗癌剤は功罪の落差が激しく，上手に使えば素晴らしい治療薬であるが，同時に使い方を間違えれば毒薬にもなる．誤用により患者を致死的な状況に追い込んだ例は枚挙に暇がない．本書は都立駒込病院の化学療法科で，実際に抗癌剤を投与するときに必要な知識をわかりやすくまとめたものである．日常診療の現場で役立つことを念頭に，これまで抗癌剤治療を行ったことのない研修医，看護師，薬剤師でもわかるように心がけた．薬剤の写真と行き届いた解説により，まちがいなく安心して使えるガイドブックとなっている．

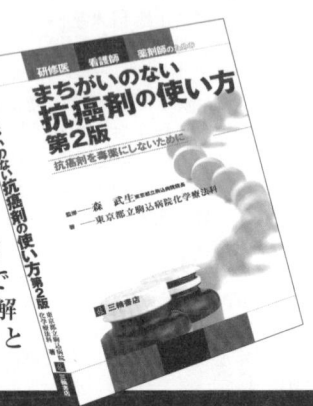

■主な内容

1　**抗癌剤投与時の必要・注意事項**
抗癌剤の知識／投与スケジュール，投与量，投与中の認識／内服薬の注意点／投与経路のまちがい／誤投与が判明したときの対応／リスクマネジメント

2　**抗癌剤を毒薬にしないために**
抗癌剤は患者の治療に貢献するかどうか？／患者は抗癌剤の副作用に耐えることができるか？／漫然と抗癌剤を投与しないために／投与直前にこれだけは確認！

3　**臓器別プロトコール**
血液疾患／固形癌

4　**抗癌剤各種**
ブレオマイシン／ブスルファン／カルボプラチン／カペシタビン／シスプラチン／シクロホスファミド／シタラビン／ダカルバジン／ドセタキセル／ドキソルビシン／エノシタビン／エトポシド／フルオロウラシル／フルダラビン／ゲフィチニブ／ゲムシタビン／メシル酸イマチニブカプセル／塩酸イリノテカン／L-アスパラギナーゼ／メルファラン／メルカプトプリン／メトトレキサート／マイトマイシンC／塩酸ニムスチン／パクリタキセル／リツキシマブ／トラスツズマブ／テガフール・ビメラシル・オテラシル／カリウム配合カプセル剤／硫酸ビンブラスチン／硫酸ビンクリスチン／硫酸ビンデシン

5　**癌化学療法の副作用対策**
消化器症状対策／骨髄抑制対策／アレルギー対策／肝炎と抗癌剤投与／抗癌剤漏出ー点滴静注時の注意

付表1　日本人体表面積算出表
付表2　クレアチニンクリアランスを基準にした抗癌剤の推奨用量（％）
付表3　肝障害時の抗癌剤の投与量減量
付表4　抗癌剤併用禁忌・注意薬一覧
付表5　National Cancer Institute-Common Terminology Criteria for Adverse Events (CTCAE v.3.0) 日本語訳 JCOG/JSCO 版抜粋

■略号からさがす抗癌剤一覧（前見返し）
■商品名からさがす抗癌剤の一般名（後見返し）

●定価2,940円（本体2,800円+税5%）　〒380　A5　頁212　2005年
ISBN4-89590-227-7

お求めの三輪書店の出版物が小売書店にない場合は、ご注文ください．お急ぎの場合は直接小社へ．

〒113-0033
東京都文京区本郷6-17-9 本郷綱ビル

**三輪書店**

編集 03-3816-7796　FAX 03-3816-7756
販売 03-3831-3063　FAX 03-5816-5590
ホームページ：http://www.miwapubl.com

■知りたいことがよくわかり基本が確実に身につく腹部超音波の決定版！

## 自信がつく 研修医のための腹部超音波

著者　金田　智　東京都済生会中央病院放射線科　医長

研修医が，通常の超音波検査をまかせられるほど，その技術や知識を身に付けることが無理なことは明白である．したがって本書は「臨床医としての最低線」を主眼に，研修医のうちに学ぶべき内容を厳選してまとめてある．言わば「臨床医の登竜門」としての本書は，クリアしていなければ臨床医として失格であることを明らかにしてしまう．しかし，5章の正常像と異常所見の画像71枚にはすべてシェーマが入っており，マスターしてしまえば確実に自信をつけることができるはずである．

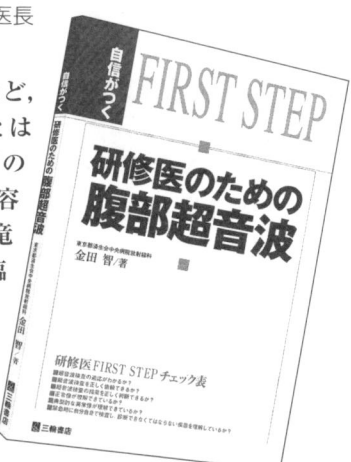

### ■主な内容

**1章　超音波の利用の仕方**
超音波検査の特徴／超音波検査でわかることとわからないこと／超音波検査の適応／超音波検査を依頼するときのマナー／超音波検査の前処理／超音波検査と他の検査を依頼するときの注意／超音波検査結果の受け止め方／超音波検査における計測

**2章　超音波診断装置と画像の基本原理**
超音波断層法（Bモード法）の原理／基本の物理現象／超音波ビームと電子スキャンプローブ／分解能／ゲインカーブ／原理とアーチファクト

**3章　超音波像の見方**
断面像の表示方向／超音波像の見方の基本／腫瘤性病変の各部位の呼び方と評価／嚢胞性パターン，充実性パターン，混合パターン／画像の評価と臨床所見を加えた評価

**4章　腹部超音波検査装置の使い方**
装置の取り扱い／プローブの選び方／プローブの裏表と画像の表示／知っておかなければならない装置のスイッチ，ボタン，ツマミ／プローブの持ち方／プローブの当て方と動かし方／呼吸のさせ方／acoustic windowの利用／体位変換の利用／ルチン検査法の実際／超音波スクリーニング検査の目指すもの／超音波スクリーニング検査の具体的目標／研修医に求められる超音波検査の技術レベル

**5章　腹部臓器の正常像と異常所見**
胆管・胆嚢／肝／脾／膵／腎／副腎／大血管・後腹膜／腹腔（腹水）／消化管／骨盤腔

●定価（本体2,400円+税）　〒310　B5　頁100　2001年
ISBN4-89590-140-8

お求めの三輪書店の出版物が小売書店にない場合は，その書店にご注文ください．お急ぎの場合は直接小社に．

〒113-0033
東京都文京区本郷6-17-9 本郷網ビル

三輪書店

編集 ☎ 03-3816-7796　FAX 03-3816-7756
販売 ☎ 03-3831-3063　FAX 03-5816-5590
ホームページ：http://www.miwapubl.com

■意外と知らない内科臨床の400の常識と29の非常識

# 知ってるつもりの
# 内科レジデントの常識 非常識

編著　岡田　定　聖路加国際病院内科
　　　大蔵　暢　聖路加国際病院内科 2000年チーフレジデント
著　　聖路加国際病院内科・緩和ケア科

教科書にも載ってない，オーベンに聞いても答えがない．分かったつもりでいたのに，あらためて問われると正しく答えられない．そんな日常遭遇するピットフォールや疑問に答えてくれる，聖路加国際病院の内科専門医の経験から生まれた初の「内科臨床ガイドブック」．研修医，また認定医・専門医の受験には必携・必読の書．

- 内科を12の領域に分け，領域ごとに専門医が臨床に必須の知識を抽出
- 特に重要なものは（重要）マークにてランク付け
- 項目ごとに覚えやすいキーフレーズでまとめ，さらに詳細に解説
- 特に必要なものには症例を呈示

■主な内容

1. 21の超常識
2. 29の非常識
　　－これだけはやってはいけない－
3. 378の常識
　　循環器編　　内分泌・代謝編　　神経編
　　消化器編　　膠原病編　　　　　心療内科編
　　呼吸器編　　血液編　　　　　　緩和ケア編
　　感染症編　　腎臓編　　　　　　総合内科編

●定価（本体2,800円+税）　〒実費　A5変形　頁252　2001年
　ISBN4-89590-141-6

お求めの三輪書店の出版物が小売書店にない場合は，その書店にご注文ください．お急ぎの場合は直接小社に．

〒113-0033
東京都文京区本郷6-17-9 本郷綱ビル

三輪書店

編集　03-3816-7796　FAX 03-3816-7756
販売　03-3831-3063　FAX 03-5816-5590
ホームページ：http://www.miwapubl.com

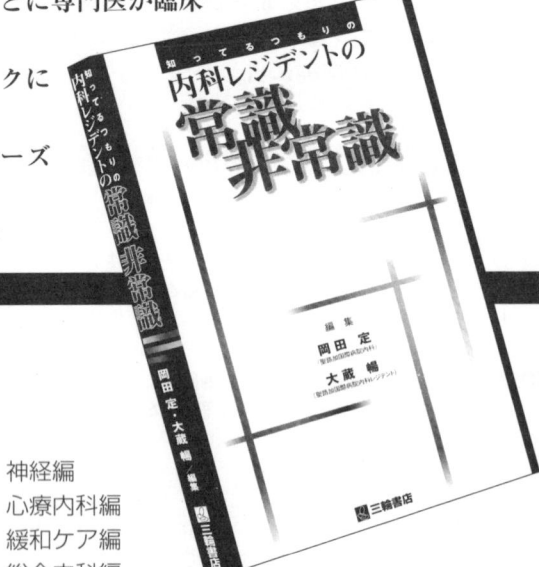